医药高等数学习题册

主　编　杨文国　吕佳萍　张　倩

副主编　沈晓婧　袁建军　蔡　云

　　　　陈碧月　张寒苏　黄鑫海

中国教育出版传媒集团

高等教育出版社·北京

内容提要

本书是《医药高等数学》教材的配套习题册，共分 8 章，包括函数的极限与连续性、一元函数微分学、一元函数积分学、常微分方程、向量与空间、多元函数微分学、多元函数积分学和无穷级数等内容。

本书依据配套教材的知识点，循序渐进、由易到难设计题目；题型丰富多样，并与期末考试命题结构一致；采用活页装订，便于教师和学生使用。

本书可供医药类本科或专科院校各专业作为课后练习使用，也适合作为高等数学初学者夯实基础、提高解题能力的训练习题集。

图书在版编目（C I P）数据

医药高等数学习题册 / 杨文国，吕佳萍，张倩主编.
-- 北京：高等教育出版社，2023.8（2024.8重印）
ISBN 978-7-04-060940-0

Ⅰ. ①医… Ⅱ. ①杨… ②吕… ③张… Ⅲ. ①医用数学-高等数学-医学院校-习题集 Ⅳ. ①R311-44
②O13-44

中国国家版本馆 CIP 数据核字（2023）第 143832 号

Yiyao Gaodeng Shuxue Xitice

策划编辑	张彦云	责任编辑 张彦云	封面设计 裴一丹	版式设计	李彩丽
责任绘图	易斯翔	责任校对 王 雨	责任印制 存 怡		

出版发行	高等教育出版社		网 址	http://www.hep.edu.cn
社 址	北京市西城区德外大街 4 号			http://www.hep.com.cn
邮政编码	100120		网上订购	http://www.hepmall.com.cn
印 刷	肥城新华印刷有限公司			http://www.hepmall.com
开 本	787 mm×1092 mm 1/16			http://www.hepmall.cn
印 张	11.75			
字 数	260 千字		版 次	2023 年 8 月第 1 版
购书热线	010 - 58581118		印 次	2024 年 8 月第 2 次印刷
咨询电话	400 - 810 - 0598		定 价	24.90 元

教材编委会

前　言

　　我国著名数学家华罗庚曾经说过:学数学不做题目,等于入宝山而空返。高等数学的学习尤其如此,练习可以帮助学生深入理解相关概念、定理、公式等基础知识,从而将整个高等数学的知识点和数学思想融会贯通,最终实现使学生灵活应用数学工具解决问题的教学目标。因此,选择一本适合学生的习题册尤为重要。本书编写的初衷是解决"教师讲的都懂,学生做题目无从下手"的教学难题,帮助学生不再畏惧高等数学,提升学习兴趣和学习效率。编者长期从事一线教学,结合学生的背景知识,系统总结教学经验,编写了这本《医药高等数学习题册》,本书主要有以下几个特点:

　　一、高度融合。本书完全配套主教材,依照主教材章节顺序编写,无超纲题目,适合边学边练,题目能够做到与教材知识点相融合,达到巩固课堂内容的目的。

　　二、循序渐进。对于同一个知识点,设置多层次练习题目,让学生沉浸式理解相应概念、定理,通过由易到难的题目设计,教师对于不同专业的学生可以根据课时和教学难度安排适当的自测练习,从而增加学生学习高等数学的获得感和成就感。

　　三、题型多样。本书涵盖多种题型,包括单项选择题、填空题、计算题、解答题和证明题五种题型,与期末考试命题结构一致,学生练习更具有针对性。

　　四、灵活方便。每套自测练习题目少而精,学生只需要一节课时间就能完成一次自测练习。因此本书既可供教师上课时随堂测试使用,也可以作为教师在习题课上讲练结合的材料,解决数学课堂重教轻练的问题,提升课堂教学效果。本书采用活页装订,利于学生练习的同时也便于教师批阅,提高教学效率。

　　本书由南京中医药大学杨文国主审,数学教研室全体教师共同编写。其中沈晓婧编写第一章,张倩编写第二章,吕佳萍编写第三章,袁建军编写第四章,陈碧月编写第五章,蔡云编写第六章,黄鑫海编写第七章,张寒苏编写第八章。石莹提供了部分题目,石仁祥和胡婷婷负责习题校对和答案编写。

　　限于编者水平,不足之处在所难免,敬请广大读者批评指正,以便不断完善。

编者

2023 年 4 月于杏苑

目　　录

第一章　函数的极限与连续性

第 1 节　实数与数集

本节知识图谱

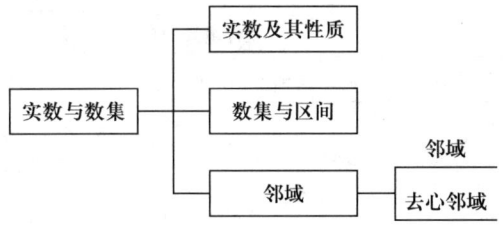

第 2 节 函　　数

本节知识图谱

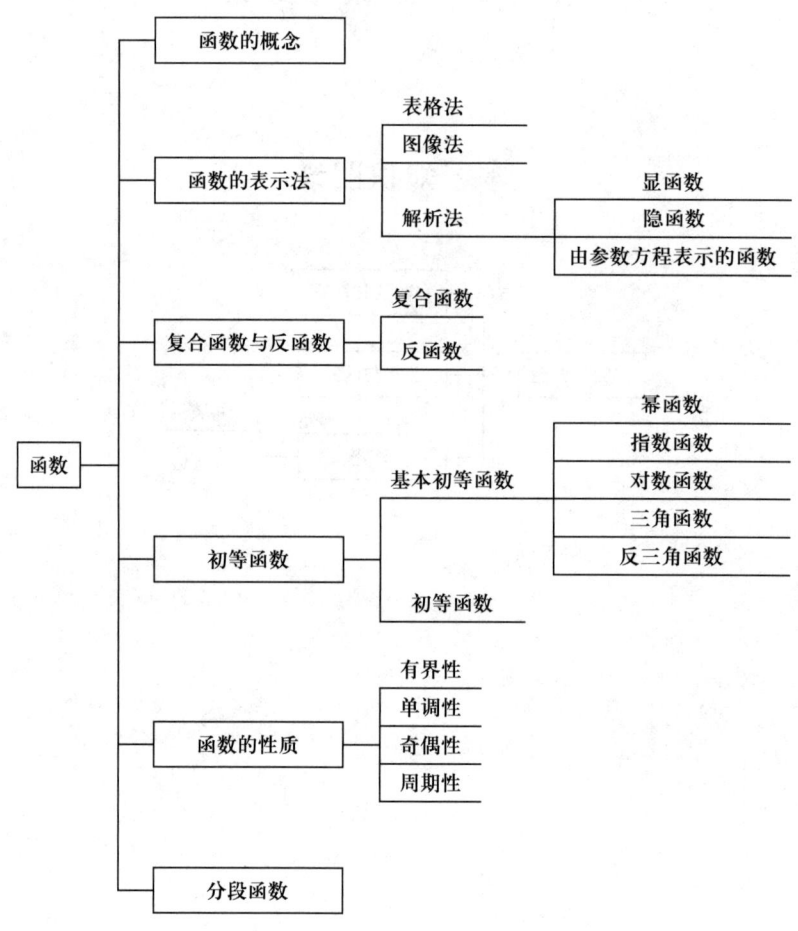

自测练习 1

一、单项选择题

1. 函数 $f(x) = \sqrt{2-x^2} + \arcsin\dfrac{x-2}{3}$ 的定义域是( ).

    A. $(-1, \sqrt{2})$ B. $[-1, \sqrt{2})$

    C. $(-1, \sqrt{2}]$ D. $[-1, \sqrt{2}]$

2. 设 $f(x+1) = 2x+1$，则 $f^{-1}(x-5) = ($ $).$

    A. $2x-9$ B. $2x-11$

    C. $\dfrac{x}{2}-3$ D. $\dfrac{x}{2}-2$

3. 下列各组函数中,是相同函数的是( ).

    A. $f(x) = \ln x^2$ 和 $g(x) = 2\ln x$ B. $f(x) = |x|$ 和 $g(x) = \sqrt{x^2}$

    C. $f(x) = x$ 和 $g(x) = (\sqrt{x})^2$ D. $f(x) = \dfrac{|x|}{x}$ 和 $g(x) = 1$

4. 下列函数中,( )是奇函数.

    A. $\sin x^3 - 4x$ B. $10^x + 10^{-x}$

    C. $x^2 - \cos x$ D. $\dfrac{\sin x}{x}$

5. 若 $f(x)(x \in \mathbf{R})$ 为奇函数,则下列函数为偶函数的是( ).

    A. $y = \sqrt[3]{x^3 - 1}\, f(x), x \in [-1, 1]$ B. $y = xf(x) + \tan^3 x, x \in (-\pi, \pi)$

    C. $y = x^3 \sin x - f(x), x \in [-1, 1]$ D. $y = f(x)\mathrm{e}^{x^2}\sin^5 x, x \in [-\pi, \pi]$

6. 设函数 $y = \sin x \mathrm{e}^{\cos x}$，则 $f(x)$ 是( ).

    A. 奇函数   B. 偶函数

    C. 单调增加函数   D. 单调减少函数

7. 下列函数中,( )不是基本初等函数.

    A. $y = \left(\dfrac{1}{\mathrm{e}}\right)^x$ B. $y = \ln x^2$

    C. $y = \dfrac{\sin x}{\cos x}$ D. $y = \sqrt[3]{x^5}$

8. 已知函数 $y = 2\sin 3x + 1$，则其周期 $T = ($ $).$

    A. 2π B. 3π

    C. $\dfrac{2\pi}{3}$ D. 6π

9. 下列函数中,有界的是( ).

    A. $y = \arctan x$ B. $y = \tan x$

C. $y = \dfrac{1}{x}$ D. $y = 2^x$

10. 函数 $y = x^2 + 1, x \in (-\infty, 0]$ 的反函数是(   ).

    A. $y = \sqrt{x} - 1, x \in [1, +\infty)$ B. $y = -\sqrt{x} - 1, x \in [0, +\infty)$

    C. $y = -\sqrt{x-1}, x \in [1, +\infty)$ D. $y = \sqrt{x-1}, x \in [1, +\infty)$

二、解答题

11. 设函数 $f(x)$ 的定义域为 $(0, 1)$，求 $f(e^{-x})$ 的定义域.

12. 设 $f\left(x + \dfrac{1}{x}\right) = x^2 + \dfrac{1}{x^2}$，求 $f(x)$.

13. 判断 $f(x) = \ln\left(x + \sqrt{1+x^2}\right)$ 和 $g(x) = \ln\left|\dfrac{1+x}{1-x}\right|$ 的奇偶性.

三、证明题

14. 证明 $f(x) = \dfrac{x}{x^2+1}$ 为 **R** 上的有界函数.

自测练习2

一、单项选择题

1. 已知函数 $f(x)$ 的定义域为 $[-1,2]$，则函数 $F(x)=f(x+2)+f(2x)$ 的定义域为（　　）．

    A. $[-3,0]$　　　　　　　　　　　　B. $[-3,1]$

    C. $\left[-\dfrac{1}{2},1\right]$　　　　　　　　　　　D. $\left[-\dfrac{1}{2},0\right]$

2. 已知函数 $f(x)=\begin{cases} x^3, & x\in[-3,0], \\ -x^3, & x\in(0,2), \end{cases}$ 则 $f(x)$ 是（　　）．

    A. 有界函数　　　　　　　　　　　B. 奇函数

    C. 偶函数　　　　　　　　　　　　D. 周期函数

3. $f(x)$ 为偶函数，$\varphi(x)$ 为奇函数，且 $f[\varphi(x)]$ 有意义，则 $f[\varphi(x)]$（　　）．

    A. 是偶函数　　　　　　　　　　　B. 是奇函数

    C. 是非奇非偶函数　　　　　　　　D. 可能是奇函数，也可能是偶函数．

4. 设 $f(x)=2^{\cos x}$，$g(x)=\left(\dfrac{1}{2}\right)^{\sin x}$，则在区间 $\left(0,\dfrac{\pi}{2}\right)$ 上（　　）．

    A. $f(x)$ 是单调增加函数，$g(x)$ 是单调减少函数

    B. 两者都是单调增加函数

    C. $f(x)$ 是单调减少函数，$g(x)$ 是单调增加函数

    D. 两者都是单调减少函数

5. 函数 $y=10^{x-1}-2$ 的反函数是（　　）．

    A. $y=\dfrac{1}{2}\lg\dfrac{x}{x-2}$　　　　　　　B. $y=\log_x 2$

    C. $y=\log_2\dfrac{1}{x}$　　　　　　　　　D. $y=1+\lg(x+2)$

6. 下列函数不是复合函数的有（　　）．

    A. $y=\left(\dfrac{1}{2}\right)^x$　　　　　　　　　B. $y=\sqrt{-(1-x)^2}$

    C. $y=\lg\sin x$　　　　　　　　　　D. $y=\mathrm{e}^{\sqrt{1+\sin x}}$

7. 在实数范围内，下列函数中为有界函数的是（　　）．

    A. $y=\mathrm{e}^x$　　　　　　　　　　　B. $y=1+\sin x$

    C. $y=\ln x$　　　　　　　　　　　D. $y=\tan x$

8. 设函数 $f(x)$ 在 $(-\infty,+\infty)$ 内有定义，下列函数中必为奇函数的是（　　）．

    A. $y=-|f(x)|$　　　　　　　　　B. $y=x^3f(x^4)$

    C. $y=-f(-x)$　　　　　　　　　D. $y=f(x)+f(-x)$

9. 设函数 $f(x)(-\infty<x<+\infty)$ 为奇函数，$g(x)(-\infty<x<+\infty)$ 为偶函数，则下列函数必为奇函数的是（　　）．

第4节 无穷小与无穷大

本节知识图谱

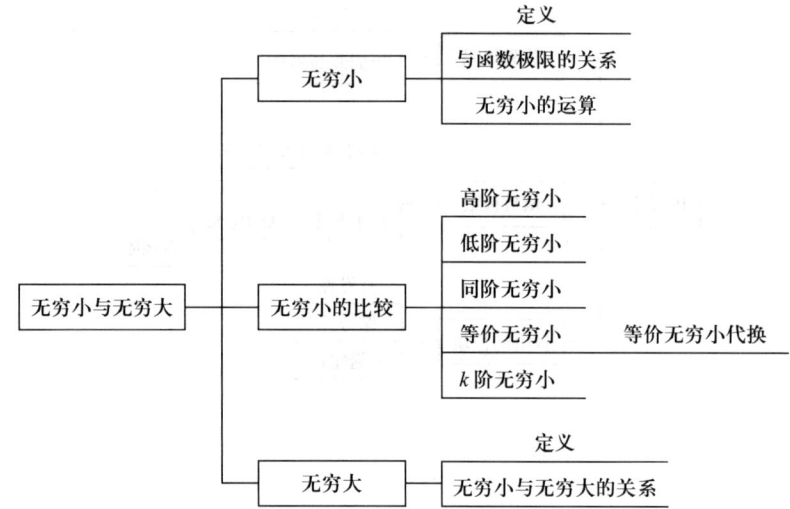

自测练习3

一、单项选择题

1. 数列 $0, \dfrac{1}{3}, \dfrac{2}{4}, \dfrac{3}{5}, \dfrac{4}{6}, \cdots$ (   ).

    A. 以 0 为极限   B. 以 1 为极限

    C. 以 $\dfrac{n-2}{n}$ 为极限   D. 不存在极限

2. 设函数 $f(x) = \begin{cases} x+2, & x<0, \\ 1, & x=0, \\ 2+3x, & x>0, \end{cases}$ 则下列结论正确的是(   ).

    A. $\lim\limits_{x\to 0} f(x) = 1$ B. $\lim\limits_{x\to 0} f(x) = 2$

    C. $\lim\limits_{x\to 0} f(x) = 3$ D. $\lim\limits_{x\to 0} f(x)$ 不存在

3. 函数 $f(x)$ 在 $x=x_0$ 处有定义是极限 $\lim\limits_{x\to x_0} f(x)$ 存在的 (   ).

    A. 充分条件   B. 必要条件

    C. 充要条件   D. 无关条件

4. 无穷小是(   ).

    A. 比 0 稍大一点的一个数   B. 一个很小的数

    C. 以 0 为极限的一个量   D. 0

5. 下列变化过程中,(   )为无穷小.

    A. $\dfrac{\sin x}{x}\,(x\to 0)$ B. $\dfrac{\cos x}{x}\,(x\to\infty)$

    C. $\dfrac{x}{\sin x}\,(x\to 0)$ D. $\dfrac{x}{\cos x}\,(x\to\infty)$

6. 当 $x\to 0$ 时,下列变量中为无穷大的是(   ).

    A. $x\sin x$ B. 2^{-x}

    C. $\dfrac{\sin x}{x}$ D. $\dfrac{1+\sin x}{x}$

7. 无穷多个无穷小之和(   ).

    A. 必是无穷小

    B. 必是无穷大

    C. 必是有界量

    D. 是无穷小,或是无穷大,或有可能是有界量

8. 设函数 $f(x) = x\sin^2 x$,则下列函数中当 $x\to 0$ 时与 $f(x)$ 同阶的是(   ).

    A. $\cos x^2 - 1$ B. $\sqrt{1-x^3} - 1$

    C. $3^x - 1$ D. $(1+x^2)^3 - 1$

二、解答题

9. 已知当 $x \to 0$ 时, $a(1-\cos x)$ 与 $x\sin x$ 是等价无穷小, 求 a 的值.

10. 当 $x \to 0$ 时, $f(x)$ 与 $1-\cos x$ 是等价无穷小, 计算 $\lim\limits_{x \to 0} \dfrac{f(x)}{x\sin x}$.

11. 当 $x \to \infty$ 时, $\dfrac{kx}{(2x+3)^4}$ 与 $\dfrac{1}{x^3}$ 是等价无穷小, 求常数 k.

12. 当 $x \to 0$ 时, $(1+x^2)^k - 1$ 与 $1-\cos x$ 为等价无穷小, 计算 k 的值.

第 5 节　极限的运算

本节知识图谱

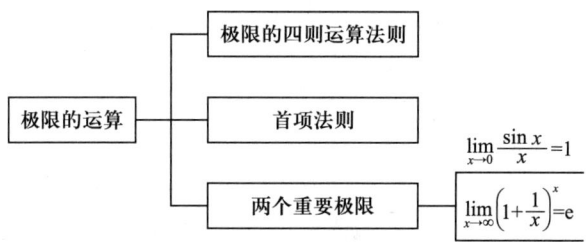

自测练习 4

一、单项选择题

1. 当 $x \to \infty$ 时，下列函数有极限的是（　　）.

   A. $\sin x$ B. $\dfrac{1}{e^x}$ C. $\dfrac{x+1}{x-1}$ D. $\arctan x$

2. 设 $\lim\limits_{x \to x_0} f(x)$ 及 $\lim\limits_{x \to x_0} g(x)$ 都不存在，则（　　）.

   A. $\lim\limits_{x \to x_0}[f(x)+g(x)]$ 及 $\lim\limits_{x \to x_0}[f(x)-g(x)]$ 一定都不存在

   B. $\lim\limits_{x \to x_0}[f(x)+g(x)]$ 及 $\lim\limits_{x \to x_0}[f(x)-g(x)]$ 一定都存在

   C. $\lim\limits_{x \to x_0}[f(x)+g(x)]$ 及 $\lim\limits_{x \to x_0}[f(x)-g(x)]$ 中恰有一个存在，而另一个不存在

   D. $\lim\limits_{x \to x_0}[f(x)+g(x)]$ 及 $\lim\limits_{x \to x_0}[f(x)-g(x)]$ 有可能都存在

二、填空题

3. $\lim\limits_{x \to \infty} \dfrac{x-4}{x^2-4x+8} = $ ＿＿＿＿＿＿＿＿＿．

4. $\lim\limits_{x \to 0} \dfrac{1}{2+3^{\frac{1}{x}}} = $ ＿＿＿＿＿＿＿＿＿．

5. $\lim\limits_{n \to \infty} \dfrac{3+2n-4n^2}{3n^2-5n+4} = $ ＿＿＿＿＿＿＿＿＿．

6. 若 $\lim\limits_{x \to 0} \dfrac{f(2x)}{x} = 2$ ，则 $\lim\limits_{x \to \infty} x f\left(\dfrac{1}{2x}\right) = $ ＿＿＿＿＿＿＿＿＿．

7. 若 $\lim\limits_{n \to \infty} \left(\dfrac{n^2+2n}{n} + an\right) = 2$ ，则 $a = $ ＿＿＿＿＿＿＿＿＿．

三、解答题

8. 设 $\lim\limits_{x \to -1} \dfrac{x^3-ax^2-x+4}{1+x}$ 的极限值为 L ，求 a 与 L 的值.

9. 求极限 $\lim\limits_{x \to \infty} \dfrac{(2x+3)^{2023}}{x(1-2x)^{2022}}$.

10. 求极限 $\lim\limits_{n \to \infty} \dfrac{\sqrt{4n^2+3n+1}}{n}$.

11. 求极限 $\lim\limits_{x \to -\infty} e^x \arctan x$.

12. 用夹逼定理求极限 $\lim\limits_{n \to \infty}\left(\dfrac{n}{n^2+1}+\dfrac{n}{n^2+2}+\cdots+\dfrac{n}{n^2+n}\right)$ 的值.

自测练习 5

一、单项选择题

1. 极限 $\lim\limits_{x \to \infty} \left(2x \sin \dfrac{1}{x} + \dfrac{\sin 3x}{x} \right) = ($ ＿＿＿ $)$.

   A. 0   B. 2

   C. 3   D. 5

2. 极限 $\lim\limits_{x \to 0} \left(1 + \dfrac{x}{a} \right)^{\frac{b}{x}}$ $(a \neq 0, b \neq 0)$ 的值为 (＿＿＿).

   A. 1   B. $\ln \dfrac{b}{a}$

   C. $\mathrm{e}^{\frac{b}{a}}$ D. $\dfrac{b\mathrm{e}}{a}$

3. 极限 $\lim\limits_{x \to 0} \left(x \arctan \dfrac{1}{x} - \dfrac{\arctan x}{x} \right) = ($ ＿＿＿ $)$.

   A. -1 B. 1

   C. 0   D. 2

4. 下列等式中, 不成立的是 (＿＿＿).

   A. $\lim\limits_{x \to \pi} \dfrac{\sin(x - \pi)}{x - \pi} = 1$ B. $\lim\limits_{x \to \infty} x \sin \dfrac{1}{x} = 1$

   C. $\lim\limits_{x \to 0} x \sin \dfrac{1}{x} = 0$ D. $\lim\limits_{x \to 0} \dfrac{\sin x^2}{x} = 1$

5. 下列极限中, 计算正确的是 (＿＿＿).

   A. $\lim\limits_{x \to 0} \left(1 + \dfrac{1}{x} \right)^{x} = \mathrm{e}$ B. $\lim\limits_{x \to \infty} (1 + x)^{\frac{1}{x}} = \mathrm{e}$

   C. $\lim\limits_{x \to \infty} x \sin \dfrac{1}{x} = 1$ D. $\lim\limits_{x \to \infty} \dfrac{\sin x}{x} = 1$

二、填空题

6. $\lim\limits_{n \to \infty} \dfrac{\sin n}{n} = $ ＿＿＿＿＿＿.

7. 设 $\lim\limits_{x \to \infty} x \ln \left(1 + \dfrac{k}{x} \right) = \lim\limits_{x \to 0} \dfrac{\sin 3x}{x}$, 则常数 $k = $ ＿＿＿＿＿＿.

8. 设 $f(x) = \lim\limits_{n \to \infty} \left(1 - \dfrac{x}{n} \right)^{n}$, 则 $f(\ln 2) = $ ＿＿＿＿＿＿.

9. 已知 $\lim\limits_{x \to \infty} \left(\dfrac{x - 2}{x} \right)^{kx} = \mathrm{e}^{2}$, 则 $k = $ ＿＿＿＿＿＿.

10. $\lim\limits_{x \to \infty} \left(\dfrac{x + 1}{x - 1} \right)^{x} = $ ＿＿＿＿＿＿.

三、计算题

11. 求极限 $\lim\limits_{x \to \infty} \left(\dfrac{x-2}{x} \right)^{3x}$.

12. 求极限 $\lim\limits_{x \to 1} \dfrac{\sqrt[3]{x}-1}{\sqrt{x}-1}$.

13. 求极限 $\lim\limits_{x \to 0} (1+x^2)^{\frac{1}{1-\cos x}}$.

14. 求极限 $\lim\limits_{x \to +\infty} \left(\dfrac{2}{\pi} \arctan x \right)^x$.

15. 求极限 $\lim\limits_{x \to 0} \sqrt[x]{1-3x}$.

第6节　函数的连续性

本节知识图谱

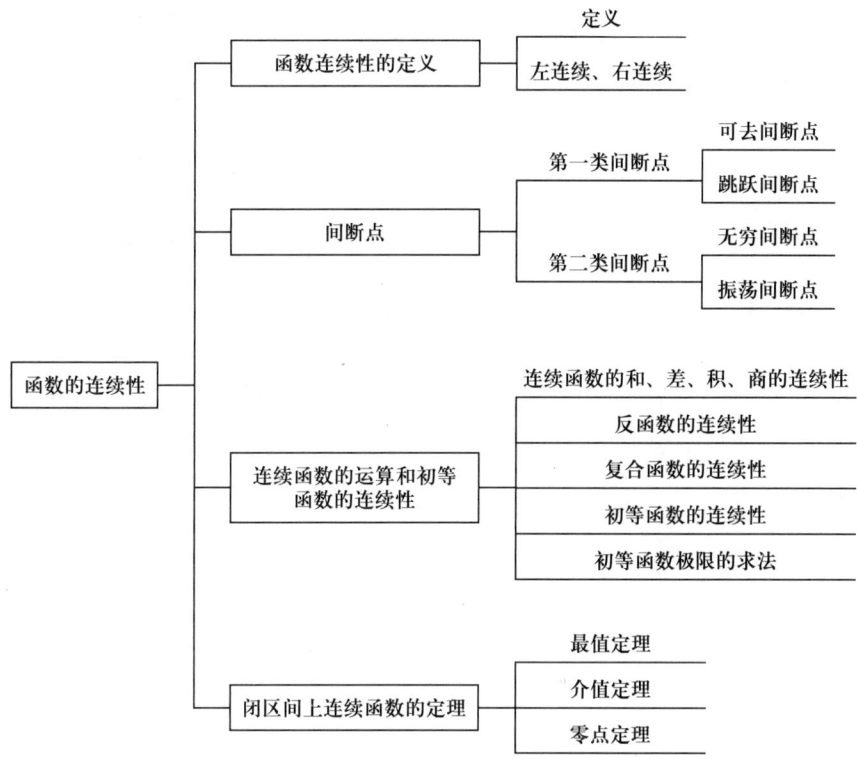

自测练习6

一、单项选择题

1. 要使函数 $f(x) = (1-x)^{\frac{2-x}{x}}$ 在区间 $(-1,1)$ 内连续,则应补充定义 $f(0) = ($ $)$.

   A. e^{-2} B. e^{-1}

   C. e D. e^2

2. 设函数 $f(x)$ 在点 x_0 处连续,且 $\lim\limits_{x \to x_0} \dfrac{f(x)}{x-x_0} = 4$,则 $f(x_0) = ($ $)$.

   A. -4 B. 0

   C. $\dfrac{1}{4}$ D. 4

3. 函数 $f(x) = \begin{cases} \dfrac{x^2-a}{x-2}, & x \neq 2, \\ b, & x = 2 \end{cases}$ 在 $(-\infty, +\infty)$ 内连续,a 和 b 为常数,则 $a-b = ($ $)$.

   A. -2 B. 0

   C. 2 D. 4

4. 设 $f(x) = \dfrac{x-a}{x^2+x+b}$,$x=1$ 为可去间断点,则 a,b 的值分别为($ $).

   A. $1, -2$ B. $-1, 2$

   C. $-1, -2$ D. $1, 2$

5. $x=0$ 是函数 $f(x) = \dfrac{1}{e^{\frac{1}{x}}+1}$ 的($ $).

   A. 跳跃间断点   B. 可去间断点

   C. 无穷间断点   D. 振荡间断点

6. 函数 $f(x) = \dfrac{\sin x}{x(x^2-1)}$ 的第二类间断点的个数为($ $).

   A. 0 B. 1

   C. 2 D. 3

二、填空题

7. 若 $\lim\limits_{x \to x_0} f(x) = A$,且 $f(x)$ 在 $x = x_0$ 处有定义,则当 $A = $_____时,$f(x)$ 在 $x = x_0$ 处连续.

8. 设函数 $f(x) = \begin{cases} a+x, & x \geq 0, \\ \dfrac{\tan 3x}{x}, & x < 0 \end{cases}$ 在 $x=0$ 处连续,则 $a = $_____.

9. 设函数 $f(x) = \begin{cases} (1+kx)^{\frac{1}{x}}, & x \neq 0, \\ 2, & x = 0 \end{cases}$ 在 $x=0$ 处连续,则常数 $k = $_____.

三、解答题

10. 设函数 $f(x) = \begin{cases} \dfrac{1-e^{\tan x}}{\sin 2x}, & x > 0, \\ a e^{2x}, & x \leqslant 0 \end{cases}$ 在 $x = 0$ 处连续，求 a 的值.

11. 设函数 $f(x) = \dfrac{x^2 - 1}{|x|(x-1)}$，求其第一类间断点.

12. 已知函数 $f(x) = \dfrac{x - x^2}{\sin \pi x}$，求其可去间断点的个数.

13. 判断 $x = 1$ 是不是函数 $f(x) = \begin{cases} \dfrac{x^2-1}{x-1} e^{\frac{1}{x-1}}, & x \neq 1, \\ 0, & x = 1 \end{cases}$ 的间断点，若是，则给出其类型.

自测练习 7

一、单项选择题

1. 若函数 $f(x)=\begin{cases} e^{\frac{\alpha}{x}}, & x<0, \\ 0, & x=0, \\ \dfrac{\sin x}{x^{\alpha}}, & x>0 \end{cases}$ 在 $(-\infty,+\infty)$ 内处处连续,则常数 α 的取值范围为（　　）.

    A. $(-\infty,0)$ B. $(0,+\infty)$

    C. $(0,1)$ D. $(1,+\infty)$

2. 若函数 $f(x)$ 在 $x=1$ 处连续,且 $\lim\limits_{x\to1}\dfrac{f(x)}{x-1}=2$,则 $\lim\limits_{x\to0}\dfrac{f(1-2x)}{x}=$（　　）.

    A. -4 B. -1

    C. 1 D. 4

3. 若函数 $f(x)=\begin{cases} \dfrac{\sin ax}{x}, & x>0, \\ 2, & x=0, \\ \dfrac{1}{bx}\ln(1-3x), & x<0 \end{cases}$ 为连续函数,则 a,b 满足（　　）.

    A. $a=2$, b 为任意实数   B. $a+b=\dfrac{1}{2}$

    C. $a=2,b=-\dfrac{3}{2}$ D. $a=b=1$

4. 函数 $f(x)=\begin{cases} \dfrac{\sqrt{\sin x+4}-2}{\ln(1+x)}, & x\neq0, \\ a, & x=0 \end{cases}$ 在 $x=0$ 处连续,则 $a=$（　　）.

    A. 0 B. $\dfrac{1}{4}$

    C. 1 D. 2

5. 设 $f(x)$ 在 $[a,b]$ 上连续,且 $f(a)f(b)<0$,则至少存在一点 $\xi\in(a,b)$,使得（　　）成立.

    A. $f(\xi)=0$ B. $f'(\xi)=0$

    C. $f''(\xi)=0$ D. $f(b)-f(a)=f'(\xi)(b-a)$

6. 方程 $x^3-3x+1=0$ 在 $(0,\sqrt{3})$ 内的实根的个数为（　　）.

    A. 3 B. 2

    C. 1 D. 0

7. 设 $f(x)=\begin{cases} \dfrac{1}{1+e^{\frac{1}{x}}}, & x\neq0, \\ 0, & x=0, \end{cases}$ 则 $f(x)$ 在 $x=0$ 处（　　）

A. 仅左连续   B. 仅右连续

C. 连续   D. 不连续

8. 方程 $x^4 - x - 1 = 0$ 至少有一个根的区间是(　　).

A. $\left(0, \dfrac{1}{2}\right)$ B. $\left(\dfrac{1}{2}, 1\right)$

C. $(2, 3)$ D. $(1, 2)$

二、解答题

9. 求函数 $f(x) = \dfrac{x}{\sin x}$ 的间断点，并说明其类型.

10. 求函数 $f(x) = \dfrac{(x-1)\sin x}{|x|(x^2-1)}$ 的间断点，并说明其类型.

11. 已知函数 $f(x) = \lim\limits_{n \to \infty} \dfrac{nx}{1+nx^3}$，判断 $x = 0$ 是不是 $f(x)$ 的间断点，若是，则说明其类型.

第二章 一元函数微分学

第1节 导数的概念

本节知识图谱

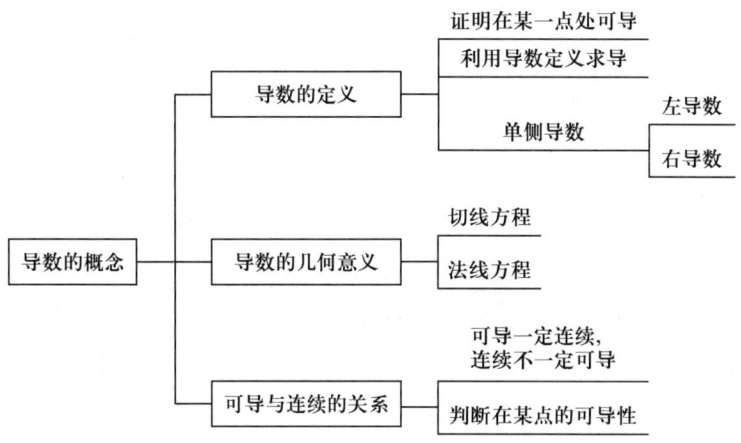

自测练习 8

一、单项选择题

1. 设 $f(x)$ 在 $x=a$ 处可导，则下列极限中等于 $f'(a)$ 的是( ).

A. $\lim\limits_{h\to 0}\dfrac{f(a)-f(a-h)}{h}$

B. $\lim\limits_{h\to 0}\dfrac{f(a+h)-f(a-h)}{h}$

C. $\lim\limits_{h\to 0}\dfrac{f(a+2h)-f(a)}{h}$

D. $\lim\limits_{h\to 0}\dfrac{f(a+2h)-f(a-h)}{h}$

2. 设函数 $f(x)$ 在 $x=0$ 处可导，则有( ).

A. $\lim\limits_{x\to 0}\dfrac{f(x)-f(-x)}{x}=f'(0)$

B. $\lim\limits_{x\to 0}\dfrac{f(2x)-f(3x)}{x}=f'(0)$

C. $\lim\limits_{x\to 0}\dfrac{f(-x)-f(0)}{x}=f'(0)$

D. $\lim\limits_{x\to 0}\dfrac{f(2x)-f(x)}{x}=f'(0)$

3. 函数 $f(x)$ 在点 x_0 处连续是函数在该点可导的( ).

A. 必要条件   B. 充分条件

C. 充要条件   D. 既非充分也非必要条件

4. 若 $f(x)$ 在 $x=x_0$ 处不连续，则 $f(x)$ 在该点( ).

A. 必不可导   B. 一定可导

C. 可能可导   D. 必无极限

5. 一元函数在某点的极限存在是在该点可导的( ).

A. 必要条件   B. 充分条件

C. 充要条件   D. 无关条件

6. 设 $f'(x_0)$，$f'(0)$ 均存在，下列各式中错误的是( ).

A. $f'(x_0)=\lim\limits_{x\to x_0}\dfrac{f(x)-f(x_0)}{x-x_0}$

B. $f'(x_0)=\lim\limits_{h\to 0}\dfrac{f(x_0+h)-f(x_0)}{h}$

C. $f'(x_0)=\lim\limits_{\Delta x\to 0}\dfrac{f(x_0+\Delta x)-f(x_0)}{\Delta x}$

D. $f'(0)=\lim\limits_{x\to 0}\dfrac{f(x)}{x}$

7. 已知函数 $f(x)=(x-a)g(x)$，其中 $g(x)$ 在 $x=a$ 处可导，则 $f'(a)=($).

A. 0   B. $g'(a)$

C. $g(a)$ D. $f(a)$

二、填空题

8. 若 $f'(0)=1$，则 $\lim\limits_{x\to 0}\dfrac{f(x)-f(-x)}{x}=$ _____.

三、计算题

9. 若函数 $f(x) = \begin{cases} ax+b, & x \leqslant 0, \\ \dfrac{\ln(1+x)}{x}, & x > 0 \end{cases}$ 在 $x=0$ 处可导, 计算常数 a,b 的值.

四、解答题

10. 已知函数 $f(x)$ 在 $x=1$ 处连续, 且 $\lim\limits_{x \to 1} \dfrac{f(x)}{x^2-1} = \dfrac{1}{2}$, 求曲线 $y = f(x)$ 在点 $(1, f(1))$ 处的切线方程.

五、证明题

11. 证明: 函数 $f(x) = |x|$ 在 $x=0$ 处连续但不可导.

自测练习 9

一、单项选择题

1. 设 $f'(1) = 1$，且 $\lim\limits_{h \to 0} \dfrac{f(1-ah)-f(1+ah)}{h} = 1$，则常数 a 的值为（　　）.

   A. -1　　　　　　　　　　　　　　　　B. $-\dfrac{1}{2}$

   C. $\dfrac{1}{2}$　　　　　　　　　　　　　　　　D. 1

2. 设函数 $f(x)$ 在 $x = 0$ 处连续，且 $\lim\limits_{x \to 0} \dfrac{f(x)}{\sin 2x} = 1$，则 $f'(0) = $（　　）.

   A. 0　　　　　　　　　　　　　　　　B. $\dfrac{1}{2}$

   C. 1　　　　　　　　　　　　　　　　D. 2

3. $f(x)$ 在 $x = 1$ 处可导的充分条件是（　　）.

   A. $\lim\limits_{x \to 0} \dfrac{f(\cos x)-f(1)}{\cos x - 1}$ 存在　　　　　B. $\lim\limits_{x \to 0} \dfrac{f(1-\sin x)-f(1)}{x}$ 存在

   C. $\lim\limits_{x \to 0} \dfrac{f(1+x^2)-f(1)}{x^2}$ 存在　　　　　D. $f'_-(1)$ 与 $f'_+(1)$ 存在

4. 下列结论正确的有（　　）.

   A. $f'(x) = [f(x_0)]'$

   B. $f(x)$ 在 $x = x_0$ 处不可导，则 $f(x)$ 在 $x = x_0$ 处一定不连续

   C. $f(x)$ 在 $x = x_0$ 处不连续，则 $f(x)$ 在 $x = x_0$ 处一定不可导

   D. $f(x)$ 在 $x = x_0$ 处存在切线，则 $f'(x_0)$ 必存在

5. 设 $f(0) = 0$ 且 $\lim\limits_{x \to 0} \dfrac{f(1-\cos x)}{x^\alpha} = 2$，若 $f'(0) = 0$，则（　　）.

   A. $\alpha = 2$　　　　　　　　　　　　　B. $\alpha > 2$

   C. $\alpha < 2$　　　　　　　　　　　　　D. 不能确定

6. 若函数 $f(x)$ 在点 x_0 处可导，则下列各项中错误的是（　　）.

   A. 函数 $f(x)$ 在点 x_0 处有定义

   B. $\lim\limits_{x \to x_0} f(x) = A$，但 $A \neq f(x_0)$

   C. 函数 $f(x)$ 在点 x_0 处连续

   D. 函数 $f(x)$ 在点 x_0 处可微

7. 若函数 $f(x)$ 在点 x_0 处可导，则 $|f(x)|$ 在点 x_0 处（　　）.

   A. 可导　　　　　　　　　　　　　　B. 不可导

   C. 连续但未必可导　　　　　　　　　D. 不连续

二、填空题

8. 设函数 $f(x) = \begin{cases} \dfrac{x^2}{\arctan x}, & x \neq 0, \\ 0, & x = 0, \end{cases}$ 则 $f'(0) = $ _____.

三、计算题

9. 设函数 $f(x) = \begin{cases} b(1+\sin x) + a + 2, & x \geq 0, \\ e^{-x} - 1, & x < 0, \end{cases}$ 为了使函数 $f(x)$ 在 $x = 0$ 处连续且可导，a, b 应取何值？

四、证明题

10. 已知 $f(x) = \begin{cases} e^{-x}, & x < 0, \\ x+1, & x \geq 0, \end{cases}$ 证明 $f(x)$ 在 $x = 0$ 处连续但不可导.

第 2 节　导数的计算

本节知识图谱

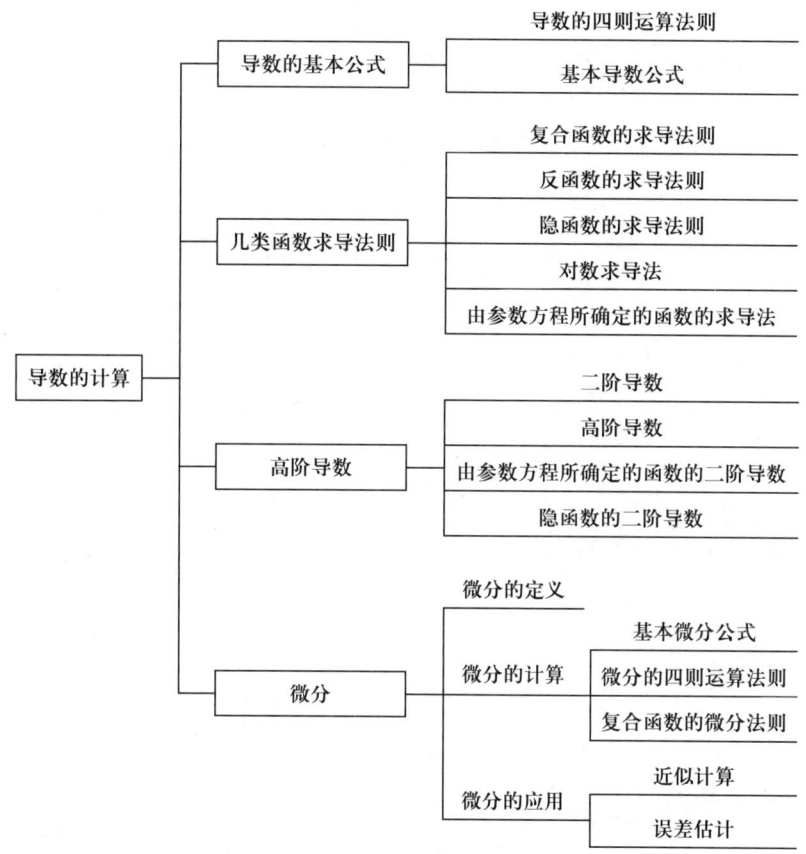

自测练习 10

一、单项选择题

1. 曲线 $y=\dfrac{1}{3}x^3+\dfrac{1}{2}x^2+6x+1$ 在点 $(0,1)$ 处的切线与 x 轴的交点坐标为（　　）.

A. $\left(-\dfrac{1}{6},0\right)$ 　　　　　　　B. $(-1,0)$

C. $\left(\dfrac{1}{6},0\right)$ 　　　　　　　D. $(1,0)$

2. 设 $f(x)=\dfrac{\ln x}{x}$，则 $f'(1)=$（　　）.

A. -1 　　　　　　　B. 2

C. 1 　　　　　　　D. 0

3. 已知 $f(x+3)=x^3+8$，则 $f'(x)=$（　　）.

A. $3x^2$ 　　　　　　　B. $3(x-3)^2$

C. $3(x+3)^2$ 　　　　　　　D. $3x^2+6x$

4. 已知曲线 $f(x)=x^2$ 与曲线 $g(x)=x^3$，当它们的切线相互垂直时，自变量 x 的值为（　　）.

A. -1 　　　　　　　B. $-\sqrt[3]{\dfrac{1}{6}}$

C. $-\dfrac{1}{6}$ 　　　　　　　D. $\sqrt[3]{\dfrac{1}{6}}$

5. 设函数 $y=\sqrt{1-x^2}-2\sin\dfrac{\pi}{5}$，则 $y'=$（　　）.

A. $-\dfrac{x}{\sqrt{1-x^2}}-2\cos\dfrac{\pi}{5}$ 　　　　B. $-\dfrac{x}{\sqrt{1-x^2}}$

C. $\dfrac{2x}{\sqrt{1-x^2}}$ 　　　　D. $-\dfrac{2x}{\sqrt{1-x^2}}-\dfrac{2}{5}\cos\dfrac{\pi}{5}$

6. 函数 $f(x)=\ln|x-1|$ 的导数是（　　）.

A. $f'(x)=\dfrac{1}{|x-1|}$ 　　　　B. $f'(x)=\dfrac{1}{x-1}$

C. $f'(x)=\dfrac{1}{1-x}$ 　　　　D. 不存在

二、填空题

7. 设 $y=\ln(1+x^2)$，则 $y''=$ _____.

8. 已知 $f(x)=x\arctan x^2$，则 $f'(1)=$ _____.

9. 设 $f(x)=(x^2-1)\mathrm{e}^x+(x-1)\mathrm{e}^{\cos(x-1)}$，则 $f'(1)=$ _____.

10. 设 $f(x) = \sqrt{\dfrac{e^x}{1+x}}$,则 $f'(0) = $ _____.

11. 设 $f(x) = x(x+1)(x+2)\cdots(x+n)$, $n \in \mathbf{N}$,则 $f'(0) = $ _____.

三、计算题

12. 设 $y = \arctan e^x - \ln\sqrt{\dfrac{e^{2x}}{e^{2x}+1}}$,求 $\dfrac{dy}{dx}\Big|_{x=1}$.

13. 设函数 $y = \dfrac{1-x}{1+x}e^{\sqrt{x}}$,求 $y'\big|_{x=4}$.

14. 已知 $y = \arctan\sqrt{x^2-1} - \dfrac{\ln x}{\sqrt{x^2-1}}$,求 y' .

自测练习 11

一、单项选择题

1. 函数 $f(x)=\varphi\left(\dfrac{1-x}{1+x}\right)$，$\varphi(x)$ 为可导函数，$\varphi'(1)=3$，则 $f'(0)=$（　　）.

　A. -6　　　　　　　　　　　　B. 6

　C. -3　　　　　　　　　　　　D. 3

2. 设函数 $f(x)$ 可导，则 $\left[f(\mathrm{e}^{-x})\right]'=$（　　）.

　A. $f'(\mathrm{e}^{-x})$　　　　　　　　　　B. $-f'(\mathrm{e}^{-x})$

　C. $\mathrm{e}^{-x}f'(\mathrm{e}^{-x})$　　　　　　　　　D. $-\mathrm{e}^{-x}f'(\mathrm{e}^{-x})$

3. 已知函数 $f(x)$ 在 $(-\infty,+\infty)$ 内是可导函数，则 $\left[f(x)-f(-x)\right]'($　　$)$.

　A. 是奇函数　　　　　　　　　　B. 是偶函数

　C. 是非奇非偶函数　　　　　　　D. 不能确定奇偶性

4. 函数 $y=f(x)$ 是由方程 $y^2-3xy+x^3=1$ 所确定的隐函数，则 $y'=$（　　）.

　A. $\dfrac{3x^2-3y}{2y-3x}$　　　　　　　　　B. $\dfrac{3y-3x^2}{2y-3x}$

　C. $\dfrac{2y-3x}{3x^2-3y}$　　　　　　　　　D. $\dfrac{3x-2y}{3x^2-3y}$

5. 设 $y=f(x)$ 是函数 $x=g(y)=\ln y+\arctan y$ 的反函数，则 $f'\left(\dfrac{\pi}{4}\right)=$（　　）.

　A. $\dfrac{3}{2}$　　　　　　　　　　　　B. $\dfrac{2}{3}$

　C. $\dfrac{\pi}{4}$　　　　　　　　　　　　D. $\dfrac{4}{\pi}$

二、填空题

6. 设 $y=y(x)$ 是由参数方程 $\begin{cases} x=t^3+3t, \\ y=3t^5+5t^3 \end{cases}$ 所确定的函数，则 $\left.\dfrac{\mathrm{d}y}{\mathrm{d}x}\right|_{t=1}=$ ＿＿＿＿＿＿＿.

7. 设 $y=x^{\sqrt{x}}$ $(x>0)$，则 $y'=$ ＿＿＿＿＿＿＿.

8. 设 $y=f(x)$ 是由参数方程 $\begin{cases} x=t^3+3t+1 \\ y=1+\sin t \end{cases}$ 所确定的函数，则 $\left.\dfrac{\mathrm{d}y}{\mathrm{d}x}\right|_{(1,1)}=$ ＿＿＿＿＿＿＿.

9. 设函数 $y=y(x)$ 由方程 $\ln(x+y)=\mathrm{e}^{xy}$ 所确定，则 $y'|_{x=0}=$ ＿＿＿＿＿＿＿.

三、计算题

10. 已知 $\begin{cases} x=a(\cos t+t\sin t), \\ y=a(\sin t-t\cos t), \end{cases}$ 求 $\left.\dfrac{\mathrm{d}y}{\mathrm{d}x}\right|_{t=\frac{\pi}{4}}$.

11. 已知 $y^2 = x + \dfrac{\ln y}{x}$，求 $\dfrac{\mathrm{d}y}{\mathrm{d}x}\Big|_{x=1}$.

12. 设 $y = y(x)$ 是由参数方程 $\begin{cases} x^3 - xt^2 + t - 1 = 0, \\ y = t^3 + t + 1 \end{cases}$ 所确定的函数，求 $\dfrac{\mathrm{d}y}{\mathrm{d}x}\Big|_{t=0}$.

13. 设函数 $y = y(x)$ 由参数方程 $\begin{cases} x = (t+1)\,\mathrm{e}^{2t}, \\ \mathrm{e}^y + ty = \mathrm{e} \end{cases}$ 所确定，求 $\dfrac{\mathrm{d}y}{\mathrm{d}x}\Big|_{t=0}$.

四、解答题

14. 设 $f(x) = \begin{cases} (1+x)^{\frac{1}{x}}, & x \neq 0, \\ k, & x = 0, \end{cases}$ 且 $f(x)$ 在 $x=0$ 处连续，求：

（1）k 的值；（2）$f'(x)$.

自测练习 12

一、单项选择题

1. 若 $y = \arctan e^x$，则 $dy = ($ $)$.

    A. $\dfrac{1}{1+e^{2x}}dx$ B. $\dfrac{e^x}{1+c^{2x}}dx$

    C. $\dfrac{1}{\sqrt{1+e^{2x}}}dx$ D. $\dfrac{e^x}{\sqrt{1+e^{2x}}}dx$

2. 已知 $y = \ln\left(x+\sqrt{1+x^2}\right)$，则下列正确的是（   ）.

    A. $dy = \dfrac{1}{x+\sqrt{1+x^2}}dx$ B. $y' = \sqrt{1+x^2}$

    C. $dy = \dfrac{1}{\sqrt{1+x^2}}dx$ D. $y' = \dfrac{1}{x+\sqrt{1+x^2}}$

3. 函数 $y = (1-x)^x (x<1)$ 的微分 $dy = ($ $)$.

    A. $(1-x)^x \left[\ln(1-x)+\dfrac{x}{1-x}\right]dx$ B. $(1-x)^x \left[\ln(1-x)-\dfrac{x}{1-x}\right]dx$

    C. $x(1-x)^{x-1}dx$ D. $-x(1-x)^{x-1}dx$

4. 直线 L 与 x 轴平行且与曲线 $y = x - e^x$ 相切，则切点的坐标是（   ）.

    A. $(1,1)$ B. $(-1,1)$

    C. $(0,-1)$ D. $(0,1)$

二、填空题

5. 曲线 $\begin{cases} x = te^t, \\ y = 1-e^t \end{cases}$ 在点 $(0,0)$ 处的切线方程为_____.

6. 设 $y = x^x (x>0)$，则函数 y 的微分 $dy = $ _____.

7. 若直线 $y = 5x+m$ 是曲线 $y = x^2+3x+2$ 的一条切线，则常数 $m = $ _____.

8. 设函数 $y = \arctan\sqrt{x}$，则 $dy\big|_{x=1} = $ _____.

9. 设曲线 $\begin{cases} x = 3+t+t^2, \\ y = 12+10t-2t^2 \end{cases}$ 在点 P 处的切线方程为 $y = 2x+10$，则切点 P 的坐标为_____.

10. 设 $f(x)$ 为奇函数，则 $f'(x_0) = 3$ 时，$f'(-x_0) = $ _____.

三、计算题

11. 已知 $y = \arctan\sqrt{x} + \ln(1 + 2^x) + \cos\dfrac{x}{5}$，求 $\mathrm{d}y$.

四、解答题

12. 求曲线 $y = \dfrac{1}{x}$ $(x > 0)$ 的切线，使其在两坐标轴上的截距之和最小，并求此最小值.

自测练习 13

一、单项选择题

1. 若 $\dfrac{\mathrm{d}f(x^2)}{\mathrm{d}(x^2)}=\dfrac{1}{x}$，$x>0$，则 $f(x)=$（　　）．

    A. $2x+C$ B. $2\sqrt{x}+C$

    C. $\ln|x|+C$ D. $2\ln x+C$

2. 设 $y=f\left(\dfrac{1}{x}\right)$，其中函数 f 具有二阶导数，则 $\dfrac{\mathrm{d}^2 y}{\mathrm{d}x^2}=$（　　）．

    A. $\dfrac{2}{x^3}f'\left(\dfrac{1}{x}\right)-\dfrac{1}{x^2}f''\left(\dfrac{1}{x}\right)$

    B. $-\dfrac{2}{x^3}f'\left(\dfrac{1}{x}\right)-\dfrac{1}{x^2}f''\left(\dfrac{1}{x}\right)$

    C. $\dfrac{2}{x^3}f'\left(\dfrac{1}{x}\right)+\dfrac{1}{x^4}f''\left(\dfrac{1}{x}\right)$

    D. $-\dfrac{2}{x^3}f'\left(\dfrac{1}{x}\right)+\dfrac{1}{x^4}f''\left(\dfrac{1}{x}\right)$

3. 设 $y=f(x^2)$，其中 f 具有二阶导数，则 $\dfrac{\mathrm{d}^2 y}{\mathrm{d}x^2}=$（　　）．

    A. $2xf''(x^2)+2f'(x^2)$ B. $4x^2 f''(x^2)+2f'(x^2)$

    C. $4xf''(x^2)+2f'(x^2)$ D. $4x^2 f''(x^2)$

4. 设 $x^2+y^2=2$，$a=\left[1+(y')^2\right]^3$，$b=(y'')^2$，则（　　）．

    A. $a=b$ B. $a=2b$

    C. $a=3b$ D. $a=9b$

二、填空题

5. 设函数 $y=y(x)$ 由参数方程 $\begin{cases} x=t^2+1, \\ y=t^3-1 \end{cases}$ 所确定，则 $\left.\dfrac{\mathrm{d}^2 y}{\mathrm{d}x^2}\right|_{t=1}=$ ＿＿＿＿＿＿＿．

6. 设函数 $y=f(x)$ 的微分为 $\mathrm{d}y=\mathrm{e}^{2x}\mathrm{d}x$，则 $f''(x)=$ ＿＿＿＿＿＿＿．

7. 设函数 $y=x(x^2+2x+1)^2+\mathrm{e}^{2x}$，则 $y^{(7)}(0)=$ ＿＿＿＿＿＿＿．

8. 设函数 $f(x)=\dfrac{x^{2021}-1}{x}$，则 $f^{(2021)}(1)=$ ＿＿＿＿＿＿＿．

9. 设函数 $f(x)=\sin 3x$，则 $f^{(2022)}(0)=$ ＿＿＿＿＿＿＿．

10. 已知函数 $f(x)=\mathrm{e}^{2x}$，则 $f^{(n)}(0)=$ ＿＿＿＿＿＿＿．

11. 设 $y=\ln(x+1)$，若 $\left.y^{(n)}\right|_{x=0}=2024!$，则 $n=$ ＿＿＿＿＿＿＿．

12. 函数 $f(x)=x\mathrm{e}^x$ 的 n 阶导数 $f^{(n)}(x)=$ ＿＿＿＿＿＿＿．

13. 设 $f(x)=\dfrac{1}{2x+1}$，则 $f^{(n)}(x)=$ ＿＿＿＿＿＿＿．

三、计算题

14. 已知 $\begin{cases} x = \ln(1+t^2), \\ y = t - \arctan t, \end{cases}$ 求 $\dfrac{\mathrm{d}y}{\mathrm{d}x}, \dfrac{\mathrm{d}^2 y}{\mathrm{d}x^2}$.

15. 设函数 $y = y(x)$ 由方程 $y - x\mathrm{e}^y = 1$ 所确定，求 $\dfrac{\mathrm{d}^2 y}{\mathrm{d}x^2}\bigg|_{x=0}$.

16. 已知 $\begin{cases} x = (t+1)\mathrm{e}^{2t}, \\ \mathrm{e}^y + ty = \mathrm{e}, \end{cases}$ 求 $\dfrac{\mathrm{d}y}{\mathrm{d}x}\bigg|_{t=0}$.

17. 设 $f(x) = \begin{cases} \dfrac{x - \sin x}{x^2}, & x \neq 0, \\ 0, & x = 0, \end{cases}$ 求 $f'(x)$.

第 3 节　导数的应用

本节知识图谱

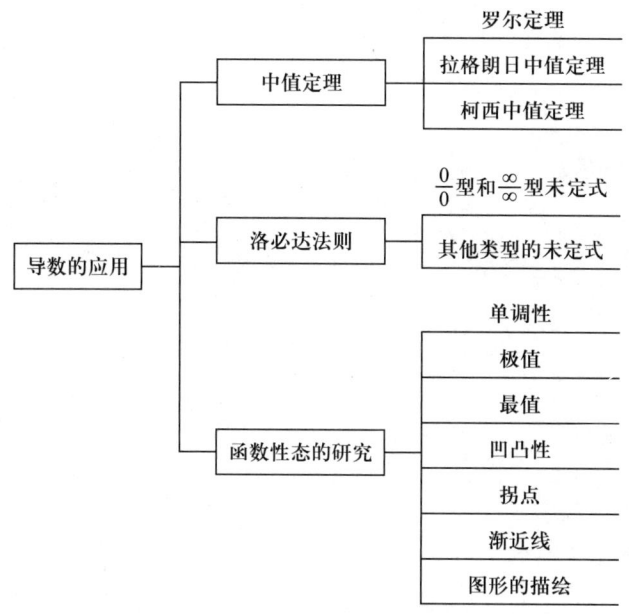

自测练习 14

一、单项选择题

1. 下列函数在区间 $[-1,1]$ 上满足罗尔定理条件的是（　　）.

   A. $y=e^x$

   B. $y=1+|x|$

   C. $y=1-x^2$

   D. $y=1-\dfrac{1}{x}$

2. 函数 $f(x)=x\sqrt{3-x}$ 在区间 $[0,3]$ 上满足罗尔定理的点 ξ 是（　　）.

   A. 0

   B. 3

   C. $\dfrac{3}{2}$

   D. 2

3. 设函数 $f(x)=x(x-1)(x-2)(x-3)$，则方程 $f'(x)=0$ 的实根个数为（　　）.

   A. 1

   B. 2

   C. 3

   D. 4

4. 下列函数在区间 $[-1,1]$ 上满足拉格朗日中值定理条件的是（　　）.

   A. $y=\ln(1+x)$

   B. $y=\dfrac{\sin x}{x}$

   C. $y=x^2+1$

   D. $y=|x|$

二、填空题

5. 函数 $f(x)=\ln x$ 在区间 $[1,e]$ 上满足拉格朗日中值定理的点 $\xi=$ _____.

6. 若 $f(x)$ 在闭区间 $[a,b]$ 上连续，在开区间 (a,b) 内可导，则至少存在一点 $\xi\in(a,b)$，使得 $e^{f(b)}-e^{f(a)}=$ _____成立.

三、解答题

7. 设函数 $f(x)=\dfrac{ax+b}{(x+1)^2}$ 在 $x=1$ 处取得极值 $-\dfrac{1}{4}$，求：

（1）常数 a,b 的值；

（2）曲线 $y=f(x)$ 的凹凸区间与拐点；

（3）曲线 $y=f(x)$ 的渐近线.

8. 设函数 $f(x) = \dfrac{a}{x-1} + \dfrac{b}{(x-1)^2} + c$，已知曲线 $y = f(x)$ 具有水平渐近线 $y = 1$，且有拐点 $(-1, 0)$，求：

(1) 常数 a, b, c 的值；

(2) 函数 $f(x)$ 的单调性和极值.

四、证明题

9. 设 $f(x)$ 在闭区间 $[0, 1]$ 上连续，在开区间 $(0, 1)$ 内可导，且 $f(1) = 0$，证明：在 $(0, 1)$ 内存在一点 ξ，使 $f(\xi) = -\xi f'(\xi)$.

10. 证明不等式：当 $a > b > e$ 时，$\dfrac{b}{a} < \dfrac{\ln b}{\ln a} < \dfrac{a}{b}$（$e \approx 2.718\ 28$）.

自测练习 15

一、单项选择题

1. 当 $x \to 0$ 时，函数 $f(x) = e^x - x - 1$ 是函数 $g(x) = x^2$ 的（　　）.

   A. 高阶无穷小　　　　　　　　　　B. 低阶无穷小

   C. 同阶无穷小　　　　　　　　　　D. 等价无穷小

2. 设当 $x \to 0$ 时，函数 $f(x) = x - \sin x$ 与 $g(x) = ax^n$ 是等价无穷小，则常数 a, n 的值为（　　）.

   A. $a = \dfrac{1}{6}, n = 3$　　　　　　　B. $a = \dfrac{1}{3}, n = 3$

   C. $a = \dfrac{1}{12}, n = 4$　　　　　　　D. $a = \dfrac{1}{6}, n = 4$

3. 下列极限中，正确的是（　　）.

   A. $\lim\limits_{x \to \infty} \dfrac{\sin 2x}{x} = 2$　　　　　　B. $\lim\limits_{x \to \infty} \dfrac{\arctan x}{x} = 1$

   C. $\lim\limits_{x \to 2} \dfrac{x^2 - 4}{x - 2} = \infty$　　　　　　D. $\lim\limits_{x \to 0^+} x^x = 1$

二、填空题

4. $\lim\limits_{x \to 0} \dfrac{x^3}{x - \sin x} = $ ＿＿＿＿＿＿＿＿＿.

5. $\lim\limits_{x \to +\infty} x \left(\sqrt{x^2 + 1} - x \right) = $ ＿＿＿＿＿＿＿＿.

6. $\lim\limits_{x \to 0} \dfrac{2\tan x + x^4 \cos \dfrac{1}{x}}{3^x \ln(1 + 3x)} = $ ＿＿＿＿＿＿＿＿.

7. $\lim\limits_{x \to 1} \dfrac{x^n + x^{n-1} + \cdots + x^2 + x - n}{x - 1} = $ ＿＿＿＿＿＿＿＿.

三、计算题

8. 求极限 $\lim\limits_{x \to 0} \left(\dfrac{1}{x^2} - \dfrac{1}{x \arctan x} \right)$.

9. 求极限 $\lim\limits_{x\to 0}\left[\dfrac{1}{x^2}-\dfrac{1}{\ln(1+x^2)}\right]$.

10. 求极限 $\lim\limits_{x\to 1}\left(\dfrac{4}{\pi}\arctan x\right)^{\frac{1}{\ln x}}$.

四、解答题

11. 设 $f(x)=\begin{cases}\dfrac{e^{ax}-x^2-ax-1}{x\arctan x}, & x<0, \\ 1, & x=0, \\ \dfrac{e^{ax}-1}{\sin 2x}, & x>0,\end{cases}$ 问常数 a 为何值时，

（1）$x=0$ 是函数 $f(x)$ 的连续点？

（2）$x=0$ 是函数 $f(x)$ 的可去间断点？

（3）$x=0$ 是函数 $f(x)$ 的跳跃间断点？

五、证明题

12. 设 $f(x)=\begin{cases}\dfrac{\varphi(x)}{x}, & x\neq 0, \\ 1, & x=0,\end{cases}$ 其中函数 $\varphi(x)$ 在 $x=0$ 处具有二阶连续导数，且 $\varphi(0)=0$，

$\varphi'(0)=1$，证明：函数 $f(x)$ 在 $x=0$ 处连续且可导.

自测练习 16

一、单项选择题

1. 设函数 $f(x)$ 为连续函数，则 $f'(x_0)=0$ 是 $f(x)$ 在点 x_0 处取得极值的（　　）.

   A. 充分条件　　　　　　　　　　B. 必要条件

   C. 充要条件　　　　　　　　　　D. 非充分非必要条件

2. 若 $f(x)=f(-x)$，且在区间 $[0,+\infty)$ 内 $f'(x)<0$，$f''(x)>0$，则在 $(-\infty,0)$ 内必有（　　）.

   A. $f'(x)<0$，$f''(x)<0$

   B. $f'(x)<0$，$f''(x)>0$

   C. $f'(x)>0$，$f''(x)<0$

   D. $f'(x)>0$，$f''(x)>0$

3. 设函数 $f(x)=x^3-3x$，则在区间 $(0,1)$ 内（　　）.

   A. 函数 $f(x)$ 单调增加且其图形是凹的

   B. 函数 $f(x)$ 单调增加且其图形是凸的

   C. 函数 $f(x)$ 单调减少且其图形是凹的

   D. 函数 $f(x)$ 单调减少且其图形是凸的

4. 曲线 $y=\dfrac{2x^2+x}{x^2-3x+2}$ 的渐近线共有（　　）.

   A. 1 条　　　　　　　　　　　　B. 2 条

   C. 3 条　　　　　　　　　　　　D. 4 条

二、填空题

5. 设函数 $f(x)=ax^3-9x^2+12x$ 在 $x=2$ 处取得极小值，则 $f(x)$ 的极大值为_____.

6. 曲线 $y=\left(1-\dfrac{2}{x}\right)^x$ 的水平渐近线的方程为_____.

三、解答题

7. 已知函数 $f(x)=x^3-3x+1$，求：

（1）函数 $f(x)$ 的单调区间与极值；

（2）曲线 $y=f(x)$ 的凹凸区间与拐点；

（3）函数 $f(x)$ 在闭区间 $[-2,3]$ 上的最大值和最小值.

8. 已知函数 $f(x) = \dfrac{ax+b}{(x-1)^2}$ 在 $x=0$ 处取得极小值 -1，求：

（1）常数 a, b 的值；

（2）函数 $f(x)$ 在闭区间 $\left[-2, \dfrac{1}{2}\right]$ 上的最大值与最小值；

（3）曲线 $y = f(x)$ 的凹凸区间与拐点；

（4）曲线 $y = f(x)$ 的渐近线.

四、证明题

9. 证明：当 $x > 0$ 时，$\ln(1+x) > x - \dfrac{x^2}{2}$.

10. 证明：当 $x > 0$ 时，$(x^2 - 1)\ln x \geq (x-1)^2$.

自测练习 17

一、单项选择题

1. 若 $x=2$ 是函数 $y=x-\ln\left(\dfrac{1}{2}+ax\right)$ 的可导极值点,则常数 $a=($ $)$.

   A. -1 B. $\dfrac{1}{2}$

   C. $-\dfrac{1}{2}$ D. 1

2. 设函数 $f(x)=2x^{\frac{1}{2}}-5x^{\frac{3}{2}}$,则函数 $f(x)($ $)$.

   A. 只有一个最大值 B. 只有一个极小值

   C. 既有极大值又有极小值 D. 没有极值

3. 若点 $(1,-2)$ 是曲线 $y=ax^3-bx^2$ 的拐点,则($)$.

   A. $a=1,b=3$ B. $a=-3,b=-1$

   C. $a=-1,b=-3$ D. $a=4,b=6$

4. 曲线 $y=\dfrac{x^2-6x+8}{x^2+4x}$ 的渐近线共有($)$.

   A. 1 条 B. 2 条

   C. 3 条 D. 4 条

5. 设函数 $f(x),g(x)$ 在区间 $[a,b]$ 上连续可导,且 $f'(x)g(x)+f(x)g'(x)<0$,则当 $a<x<b$ 时($)$.

   A. $f(x)g(x)<f(a)g(a)$ B. $f(x)g(x)<f(b)g(b)$

   C. $\dfrac{f(x)}{g(x)}<\dfrac{f(a)}{g(a)}$ D. $\dfrac{f(x)}{g(x)}<\dfrac{f(b)}{g(b)}$

6. 设 $f(x)$ 在区间 (a,b) 内单调增加,则 $f(x)$ 在 (a,b) 内($)$.

   A. 无驻点 B. 无拐点

   C. 无极值点 D. $f'(x)>0$

二、填空题

7. 函数 $f(x)=\dfrac{x}{e^x}$ 的单调增加区间为_____.

8. 设 $y=3x^4+4x^3-6x^2-12x$,则凸区间为_____.

9. 已知曲线 $y=2x^3-3x^2+4x+5$,则其拐点为_____.

10. 函数 $f(x)=\dfrac{x^2+1}{2x}\sin\dfrac{1}{x}$,则 $f(x)$ 的水平渐近线方程为_____.

三、计算题

11. 设函数 $f(x)=ax^3+bx^2+cx-9$ 具有如下性质:

(1) 在点 $x=-1$ 的左侧附近单调减少;

（2）在点 $x=-1$ 的右侧附近单调增加；

（3）其图形在点 $(1,2)$ 的两侧凹凸性发生改变，

试确定 a,b,c 的值.

四、解答题

12. 设函数 $y=f(x)$ 在区间 $(-\infty,+\infty)$ 上连续,在 $x\neq0$ 处二阶可导,且其导函数 $f'(x)$ 的图形如下图所示,给出 $f(x)$ 的极大值点、极小值点以及曲线 $y=f(x)$ 的拐点.

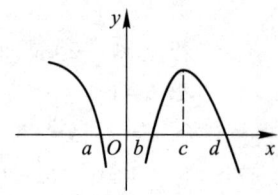

五、证明题

13. 设 $f(x)$ 在区间 $(0,a]$ 内二阶可导,且 $f''(x)>0$, $f(0)=0$,证明: $g(x)=\dfrac{f(x)}{x}$ 在 $(0,a]$ 内单调增加.

第三章 一元函数积分学

第 1 节 不 定 积 分

本节知识图谱

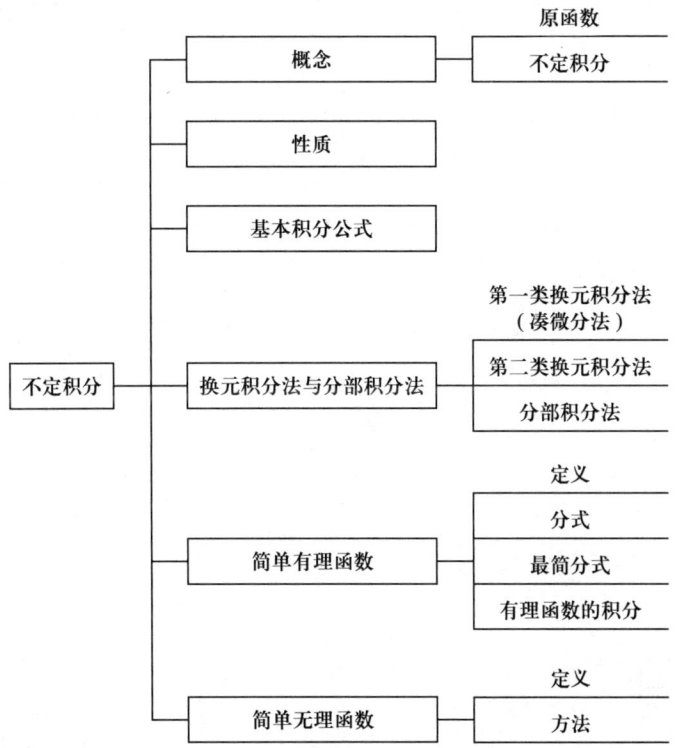

自测练习 18

一、单项选择题

1. 设 $F(x)$ 为 $f(x)$ 的一个原函数,且 $f(x)$ 可导,则下列等式正确的是( ).

    A. $\int \mathrm{d}F(x) = f(x) + C$ B. $\int \mathrm{d}f(x) = F(x) + C$

    C. $\int F(x)\mathrm{d}x = f(x) + C$ D. $\int f(x)\mathrm{d}x = F(x) + C$

2. 已知 $f(x)$ 的一个原函数是 $\ln|3x-1|$,则 $\int f(3x)\mathrm{d}x = ($).

    A. $\dfrac{1}{3}\ln|9x-1|+C$ B. $\dfrac{1}{3}\ln|3x-1|+C$

    C. $\ln|9x-1|+C$ D. $3\ln|9x-1|+C$

3. 设函数 $f(x)$ 的导函数为 $\sin x$,则 $f(x)$ 的一个原函数是(   ).

    A. $\sin x$ B. $-\sin x$ C. $\cos x$ D. $-\cos x$

4. 设函数 $f(x)$ 的一个原函数为 $\sin 2x$,则 $\int f'(2x)\mathrm{d}x = ($).

    A. $\cos 4x+C$ B. $\dfrac{1}{2}\cos 4x+C$

    C. $2\cos 4x+C$ D. $\sin 4x+C$

5. 若已知 $F'(x)=f(x)$,且 $f(x)$ 连续,则下列表达式正确的是(   ).

    A. $\int F(x)\mathrm{d}x = f(x) + C$ B. $\dfrac{\mathrm{d}}{\mathrm{d}x}\int F(x)\mathrm{d}x = f(x) + C$

    C. $\int f(x)\mathrm{d}x = F(x) + C$ D. $\dfrac{\mathrm{d}}{\mathrm{d}x}\int F(x)\mathrm{d}x = f(x)$

6. 不定积分 $\int \left(\dfrac{1}{\sqrt{1-x^2}}\right)' \mathrm{d}x = ($).

    A. $\dfrac{1}{\sqrt{1-x^2}}$ B. $\dfrac{1}{\sqrt{1-x^2}}+C$

    C. $\arcsin x$ D. $\arcsin x+C$

二、填空题

7. 设函数 $f(x)$ 的导函数为 $\cos x$,且 $f(0)=\dfrac{1}{2}$,则不定积分 $\int f(x)\mathrm{d}x = $ _____.

8. 若 $\int f(x)\mathrm{e}^{-\frac{1}{x}}\mathrm{d}x = \mathrm{e}^{-\frac{1}{x}} + C$,则 $f(x) = $ _____.

9. 设 $\int f(x)\mathrm{d}x = \sin x^2 + C$,则 $\int f(2x + 3)\mathrm{d}x = $ _____.

10. $\int \dfrac{1}{x^2}\mathrm{e}^{1-\frac{1}{x}}\mathrm{d}x = $ _____.

三、计算题

11. 求不定积分 $\int \dfrac{\sqrt{1 + \ln x}}{x} dx$.

12. 求不定积分 $\int \tan^3 x \sec x dx$.

13. 求不定积分 $\int \dfrac{x \arcsin x^2}{\sqrt{1 - x^4}} dx$.

14. 求不定积分 $\int \dfrac{x^3}{x + 1} dx$.

自测练习 19

一、单项选择题

1. 设 $f(x)$ 是函数 $\cos 2x$ 的一个原函数，且 $f(0)=0$，则 $\int f(x)\,\mathrm{d}x=$ (　　).

   A. $-\dfrac{1}{4}\cos 2x+C$　　　　　　　　B. $-\dfrac{1}{2}\cos 2x+C$

   C. $-\cos 2x+C$　　　　　　　　　　　　D. $\cos 2x+C$

2. 设 $F(x)$ 是函数 $f(x)$ 的一个原函数，则 $\int f(3-2x)\,\mathrm{d}x=$ (　　).

   A. $-\dfrac{1}{2}F(3-2x)+C$　　　　　　B. $\dfrac{1}{2}F(3-2x)+C$

   C. $-2F(3-2x)+C$　　　　　　　　　　D. $2F(3-2x)+C$

3. 若函数 $f(x)$ 的一个原函数为 $x\sin x$，则 $\int f''(x)\,\mathrm{d}x=$ (　　).

   A. $x\sin x+C$　　　　　　　　　　　　B. $2\cos x-x\sin x+C$

   C. $\sin x-x\cos x+C$　　　　　　　　D. $\sin x+x\cos x+C$

4. 设 $F(x)=\ln(3x+1)$ 是函数 $f(x)$ 的一个原函数，则 $\int f'(2x+1)\,\mathrm{d}x=$ (　　).

   A. $\dfrac{1}{6x+4}+C$　　　　　　　　　B. $\dfrac{3}{6x+4}+C$

   C. $\dfrac{1}{12x+8}+C$　　　　　　　　D. $\dfrac{3}{12x+8}+C$

5. 已知 $\int f(x)\,\mathrm{d}x=\mathrm{e}^{2x}+C$，则 $\int f'(-x)\,\mathrm{d}x=$ (　　).

   A. $2\mathrm{e}^{-2x}+C$　　　　　　　　　　B. $\dfrac{1}{2}\mathrm{e}^{-2x}+C$

   C. $-2\mathrm{e}^{-2x}+C$　　　　　　　　　D. $-\dfrac{1}{2}\mathrm{e}^{-2x}+C$

6. 若 $\int f(x)\,\mathrm{d}x=F(x)+C$，则 $\int \sin x f(\cos x)\,\mathrm{d}x=$ (　　).

   A. $F(\sin x)+C$　　　　　　　　　　　B. $-F(\sin x)+C$

   C. $F(\cos x)+C$　　　　　　　　　　　D. $-F(\cos x)+C$

7. 设 $f(x)$ 有连续的导函数，且 $a\neq 0,1$，则下列命题正确的是(　　).

   A. $\int f'(ax)\,\mathrm{d}x=\dfrac{1}{a}f(ax)+C$　　　B. $\int f(ax)\,\mathrm{d}x=f(ax)+C$

   C. $\left(\int f(ax)\,\mathrm{d}x\right)'=af(ax)$　　　　D. $\int f'(ax)\,\mathrm{d}x=f(x)+C$

二、填空题

8. $\int \dfrac{e^{2x}}{1 + e^{x}} \mathrm{d}x = $ _____ .

9. $\int \dfrac{\mathrm{d}x}{e^{x} + e^{-x}} = $ _____ .

10. $\int \dfrac{\arcsin^{3} x}{\sqrt{1 - x^{2}}} \mathrm{d}x = $ _____ .

三、计算题

11. 求不定积分 $\int \dfrac{\sin x + \sin 2x}{1 + \cos^{2} x} \mathrm{d}x$.

12. 求不定积分 $\int \dfrac{x}{(1 + x^{2})^{2}} \mathrm{d}x$.

13. 求不定积分 $\int \dfrac{(1 + e^{x})^{2}}{1 + e^{2x}} \mathrm{d}x$.

自测练习 20

一、单项选择题

1. 若 $\dfrac{\ln x}{x}$ 为 $f(x)$ 的一个原函数，则 $\displaystyle\int xf'(x)\,\mathrm{d}x=($ 　　 $)$.

    A. $\dfrac{\ln x}{x}+C$ B. $\dfrac{1+\ln x}{x^2}+C$

    C. $\dfrac{1}{x}+C$ D. $\dfrac{1}{x}-\dfrac{2\ln x}{x}+C$

2. 若 $\sin 2x$ 是 $f(x)$ 的一个原函数，则 $\displaystyle\int xf(x)\,\mathrm{d}x=($ 　　 $)$.

    A. $x\sin 2x+\cos 2x+C$ B. $x\sin 2x-\cos 2x+C$

    C. $x\sin 2x-\dfrac{1}{2}\cos 2x+C$ D. $x\sin 2x+\dfrac{1}{2}\cos 2x+C$

二、填空题

3. 若 e^{-x} 是 $f(x)$ 的原函数，则 $\displaystyle\int x^2 f(\ln x)\,\mathrm{d}x=$ _____.

4. 函数 $F(x)=\cos x$ 是函数 $f(x)$ 的一个原函数，则 $\displaystyle\int xf(x)\,\mathrm{d}x=$ _____.

三、计算题

5. 求不定积分 $\displaystyle\int \dfrac{x^3}{\sqrt{1-x^2}}\,\mathrm{d}x$.

6. 求不定积分 $\displaystyle\int x^3 \ln x\,\mathrm{d}x$.

7. 求不定积分 $\int \dfrac{x\sin x}{\cos^5 x}\mathrm{d}x$.

8. 求不定积分 $\int \dfrac{\mathrm{e}^x \mathrm{d}x}{\mathrm{e}^{2x} + \mathrm{e}^x - 2}$.

9. 求不定积分 $\int x\arctan x\mathrm{d}x$.

10. 求不定积分 $\int x^2 \cos 2x\mathrm{d}x$.

11. 求不定积分 $\int \dfrac{x^3}{\sqrt{9-x^2}}\mathrm{d}x$.

自测练习 21

一、单项选择题

1. 已知 $f(x)$ 的一个原函数为 $\ln^2 x$，则 $\int x f'(x)\,dx = ($ $)$.

     A. $2\ln x - \ln^2 x$ B. $2\ln x - \ln^2 x + C$

     C. $2\ln x + \ln^2 x$ D. $2\ln x + \ln^2 x + C$

2. 以下运算正确的是(   ).

     A. $\ln x\,dx = d\dfrac{1}{x}$ B. $\dfrac{dx}{1+x^2} = d(1+x^2)$

     C. $2^x\,dx = \dfrac{d2^x}{\ln 2}$ D. $\dfrac{dx}{\sqrt{x}} = d\sqrt{x}$

二、填空题

3. 不定积分 $\displaystyle\int \frac{x\,dx}{(x^2+1)(x^2+4)} = $ ＿＿＿＿＿＿＿＿＿.

4. 设 $f(x) = \displaystyle\int \sin x\,dx$，则 $\displaystyle\lim_{\Delta x \to 0}\frac{f(x+\Delta x)-f(x)}{\Delta x} = $ ＿＿＿＿＿＿＿＿＿.

三、计算题

5. 求不定积分 $\displaystyle\int \frac{dx}{x(x^6+1)}$.

6. 求不定积分 $\displaystyle\int x\ln(1+x^2)\,dx$.

7. 求不定积分 $\displaystyle\int \frac{xe^x}{(1+x)^2}\,dx$.

8. 求不定积分 $\int x^2 \mathrm{e}^{-x} \mathrm{d}x$.

9. 求不定积分 $\int x \arctan \dfrac{1}{x} \mathrm{d}x$.

10. 求不定积分 $\int \sin \sqrt{2x+1}\, \mathrm{d}x$.

11. 设 $f(x)$ 的一个原函数为 $\dfrac{\mathrm{e}^x}{x}$，计算 $\int x f'(2x)\mathrm{d}x$.

第 2 节 定 积 分

本节知识图谱

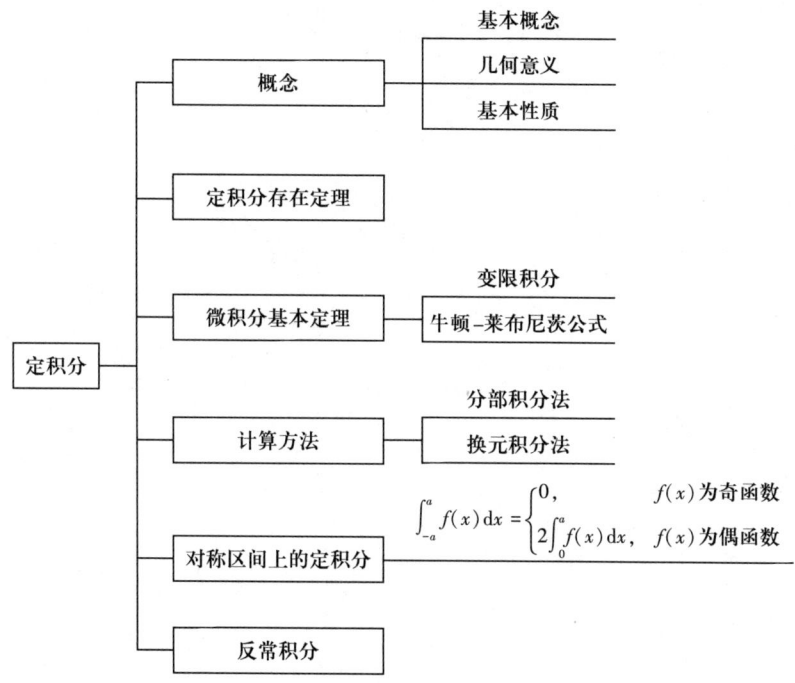

自测练习 22

一、单项选择题

1. $\displaystyle\int_a^b f'(3x)\,\mathrm{d}x = ($ $)$.

   A. $f(3b)-f(3a)$ B. $f(b)-f(a)$

   C. $\dfrac{1}{3}\big[f(3b)-f(3a)\big]$ D. $\dfrac{1}{3}\big[f(b)-f(a)\big]$

2. 设 $f(x)$ 为区间 $(-\infty,+\infty)$ 上的连续函数, 则下列定积分中与 $\displaystyle\int_1^2 f\left(\dfrac{1}{x}\right)\mathrm{d}x$ 的值相等的为(   ).

   A. $\displaystyle\int_1^2 \dfrac{f(x)}{x^2}\mathrm{d}x$ B. $\displaystyle\int_2^1 \dfrac{f(x)}{x^2}\mathrm{d}x$

   C. $\displaystyle\int_{\frac{1}{2}}^1 \dfrac{f(x)}{x^2}\mathrm{d}x$ D. $\displaystyle\int_1^{\frac{1}{2}} \dfrac{f(x)}{x^2}\mathrm{d}x$

3. $\displaystyle\int_0^2 |x-1|\,\mathrm{d}x = ($ $)$.

   A. 0   B. 2   C. -1 D. 1

二、填空题

4. 设 $\ln(1+x^2)$ 是函数 $f(x)$ 的一个原函数, 则 $\displaystyle\int_0^1 f'(x)\,\mathrm{d}x = $ _____.

5. 设 $f(x)$ 在区间 $[0,1]$ 上有连续的导数且 $f(1)=2$, $\displaystyle\int_0^1 f(x)\,\mathrm{d}x = 3$, 则 $\displaystyle\int_0^1 xf'(x)\,\mathrm{d}x = $ _____.

6. 若 $a\displaystyle\int_0^1 xf(x^2)\,\mathrm{d}x = \int_0^1 f(x)\,\mathrm{d}x$, 则 $a = $ _____.

7. 设 $\displaystyle\int_a^{2\ln 2} \dfrac{1}{\sqrt{e^t-1}}\,\mathrm{d}t = \dfrac{\pi}{6}$, 则 $a = $ _____.

三、计算题

8. 计算定积分 $\displaystyle\int_0^7 \dfrac{1}{1+\sqrt[3]{x+1}}\,\mathrm{d}x$.

9. 计算定积分 $\displaystyle\int_0^{\frac{1}{2}} x\arcsin x\,\mathrm{d}x$.

10. 计算定积分 $\displaystyle\int_1^2 (2x+1)\ln x\,\mathrm{d}x$.

11. 设函数 $f(x)=\begin{cases}\dfrac{x^3}{\sqrt{1+x^2}}, & x<1, \\[3mm] \dfrac{\sqrt{2x-1}}{\sqrt{2x-1}+1}, & x\geqslant 1,\end{cases}$ 求定积分 $\displaystyle\int_{-1}^5 f(x)\,\mathrm{d}x$.

四、解答题

12. 证明 $\displaystyle\int_0^\pi xf(\sin x)\,\mathrm{d}x=\frac{\pi}{2}\int_0^\pi f(\sin x)\,\mathrm{d}x$,并利用此式求 $\displaystyle\int_0^\pi x\,\frac{\sin x}{1+\cos^2 x}\,\mathrm{d}x$.

自测练习 23

一、单项选择题

1. 设 $f(x)$ 为连续函数,则 $\int_0^1 f'(2x)\,\mathrm{d}x = ($).

    A. $f(2)-f(0)$ B. $\dfrac{1}{2}[f(1)-f(0)]$

    C. $\dfrac{1}{2}[f(2)-f(0)]$ D. $f(1)-f(0)$

2. $\int_0^4 \dfrac{x+2}{\sqrt{2x+1}}\,\mathrm{d}x = ($).

    A. $\dfrac{22}{3}$ B. $\dfrac{11}{2}$

    C. $\dfrac{10}{3}$ D. $\dfrac{8}{3}$

二、填空题

3. $\int_1^e \dfrac{\mathrm{d}x}{x(2+\ln^2 x)} = $ ＿＿＿＿＿＿＿＿＿.

4. $\int_0^1 x\mathrm{e}^{x^2-1}\,\mathrm{d}x = $ ＿＿＿＿＿＿＿.

三、计算题

5. 求定积分 $\int_0^1 \arctan x\,\mathrm{d}x$.

6. 求定积分 $\int_{\sqrt{2}}^2 \dfrac{1}{x^2\sqrt{x^2-1}}\,\mathrm{d}x$.

7. 设函数 $f(x) = \begin{cases} \dfrac{1}{1+x^2}, & x<0, \\ xe^{-x}, & x\geqslant 0, \end{cases}$ 求定积分 $\displaystyle\int_0^2 f(x-1)\,\mathrm{d}x$.

8. 已知 $f'(x) = \arctan x^2$，$f(1) = 0$，求定积分 $\displaystyle\int_0^1 f(x)\,\mathrm{d}x$.

四、证明题

9. 设函数 $f(x)$ 在 $[a,b]$ 上连续，证明：$\displaystyle\int_a^b f(x)\,\mathrm{d}x = \int_a^{\frac{a+b}{2}} [f(x) + f(a+b-x)]\,\mathrm{d}x$.

自测练习 24

一、单项选择题

1. 设常数 $p \in (0,1)$，则反常积分 $I_1 = \int_1^{+\infty} \frac{1}{x^p}\mathrm{d}x$ 与 $I_2 = \int_1^{+\infty} p^x\mathrm{d}x$ 的敛散性为（　　）.

    A. I_1 与 I_2 都收敛　　　　　　　　　B. I_1 与 I_2 都发散

    C. I_1 收敛，I_2 发散　　　　　　　　D. I_1 发散，I_2 收敛

2. 下列反常积分中收敛的是（　　）.

    A. $\int_1^{+\infty} \frac{1}{x}\mathrm{d}x$　　　　　　　　　　　B. $\int_1^{+\infty} \frac{x}{1+x^2}\mathrm{d}x$

    C. $\int_1^{+\infty} \frac{1+x}{1+x^2}\mathrm{d}x$　　　　　　　D. $\int_1^{+\infty} \frac{1+x}{x^3}\mathrm{d}x$

3. 设 $\int_a^{+\infty} \frac{1}{x\ln^2 x}\mathrm{d}x = \frac{1}{2\ln 2}$，则积分下限 a 的值为（　　）.

    A. 2　　　　　　　　　　　　　　　B. 4

    C. 6　　　　　　　　　　　　　　　D. 8

4. 若反常积分 $\int_1^{+\infty} \frac{1}{x^p}\mathrm{d}x$ 收敛，则 p 应满足（　　）.

    A. $0<p<1$　　　　　　　　　　　B. $p>1$

    C. $p<-1$　　　　　　　　　　　　D. $p<0$

5. 下列反常积分中发散的是（　　）.

    A. $\int_{-\infty}^0 \mathrm{e}^x\mathrm{d}x$　　　　　　　　　　B. $\int_1^{+\infty} \frac{1}{x^3}\mathrm{d}x$

    C. $\int_{-\infty}^{+\infty} \frac{1}{1+x^2}\mathrm{d}x$　　　　　　D. $\int_0^{+\infty} \frac{1}{1+x}\mathrm{d}x$

6. 若 $\int_1^{+\infty} f(x)\mathrm{d}x = 1$ 成立，则 $f(x) = $（　　）.

    A. $\frac{1}{x^2}$　　　　　　　　　　　　　B. $\frac{1}{x}$

    C. e^{-x}　　　　　　　　　　　　　D. $\frac{1}{1+x^2}$

7. 已知反常积分 $\int_0^{+\infty} \frac{\mathrm{d}x}{1+kx^2} = 1\,(k>0)$，则 $k = $（　　）.

    A. $\frac{\pi}{2}$　　　　　　　　　　　　　B. $\frac{\sqrt{\pi}}{2}$

    C. $\frac{\pi^2}{2}$　　　　　　　　　　　　D. $\frac{\pi^2}{4}$

8. 若 $\lim\limits_{x \to \infty} \left(\dfrac{1+x}{x} \right)^{ax} = \displaystyle\int_{-\infty}^{a} t e^{t} dt$ ，则 $a = ($ $)$.

   A. 3   B. 2

   C. 1   D. 0

二、填空题

9. 若 $\displaystyle\int_{a}^{+\infty} 2 e^{-2x} dx = e^{4}$ ，则常数 $a = $ _____ .

10. 设 $\lim\limits_{x \to \infty} \left(\dfrac{x-1}{x} \right)^{x} = \displaystyle\int_{-\infty}^{a} e^{x} dx$ ，则常数 $a = $ _____ .

11. 设反常积分 $\displaystyle\int_{a}^{+\infty} e^{-x} dx = \dfrac{1}{2}$ ，则常数 $a = $ _____ .

三、计算题

12. 计算反常积分 $\displaystyle\int_{2}^{+\infty} \dfrac{1}{x \sqrt{x-1}} dx$.

13. 计算反常积分 $\displaystyle\int_{1}^{+\infty} \dfrac{x \ln x}{(1+x^2)^2} dx$.

自测练习 25

一、单项选择题

1. 设函数 $f(x)$ 连续，则 $\int_a^x f(t)\,dt$ 是（   ）.

   A. $f'(x)$ 的一个原函数
   B. $f'(x)$ 的原函数的一般表达式
   C. $f(x)$ 的一个原函数
   D. $f(x)$ 的原函数的一般表达式

2. 设函数 $\Phi(x) = \int_{x^2}^2 e^t \cos t\,dt$，则函数 $\Phi(x)$ 的导数 $\Phi'(x) = $（   ）.

   A. $2x e^{x^2} \cos x^2$
   B. $-2x e^{x^2} \cos x^2$
   C. $-2x e^x \cos x$
   D. $-e^{x^2} \cos x^2$

3. 设 $f(x) = \int_0^{x^2} x \sin t^2\,dt$，则 $f'(x) = $（   ）.

   A. $x \sin x^4$
   B. $\int_0^{x^2} \sin t^2\,dt + 2x^2 \sin x^4$
   C. $2x^2 \sin x^4$
   D. $\int_0^{x^2} \sin t^2\,dt + x \sin x^4$

二、填空题

4. 设函数 $f(x)$ 连续，且满足 $\int_0^{2x} f(t)\,dt = x^2$，则 $f(2) = $ _____.

5. 设函数 $\Phi(x) = \int_0^{x^2} \ln(1 + t)\,dt$，则 $\Phi''(1) = $ _____.

三、计算题

6. 求极限 $\displaystyle\lim_{x \to 0} \frac{\int_0^x [\ln(1 + t) - t]\,dt}{e^{x^3} - 1}$.

四、解答题

7. 已知 $F(x) = \int_0^x (18t^{\frac{5}{3}} - 5t^2) \, \mathrm{d}t$ 是函数 $f(x)$ 的一个原函数,求曲线 $y = f(x)$ 的凹凸区间与拐点.

五、证明题

8. 证明:当 $0 < x < \dfrac{\pi}{4}$ 时,$\int_0^x e^t \cos t \, \mathrm{d}t > x$.

9. 设函数 $F(x) = \begin{cases} \dfrac{\displaystyle\int_0^x f(t) \, \mathrm{d}t}{x}, & x \neq 0, \\ 0, & x = 0, \end{cases}$ 其中 $f(x)$ 在 $(-\infty, +\infty)$ 内可导,且 $\lim\limits_{x \to 0} \dfrac{f(x)}{x} = 1$,证明

$F'(x)$ 在 $x = 0$ 处连续.

自测练习 26

一、单项选择题

1. 设 $f(x)$ 连续，则函数 $F(x) = \int_0^x (x-u)f(u)\,du$ 的导数 $\dfrac{dF}{dx} = ($ $)$.

   A. 0

   B. $\int_0^x f(u)\,du$

   C. $x\int_0^x f(u)\,du$

   D. $xf(x)$

2. 设 $F(x) = \dfrac{x^2}{x-a}\int_a^x f(t)\,dt$，其中 $f(x)$ 为连续函数，则 $\lim\limits_{x \to a} F(x) = ($ $)$.

   A. a^2

   B. $a^2 f(a)$

   C. 0

   D. 不存在

3. 设 $f(x)$ 为连续的奇函数，且 $\varphi(x) = \int_0^x f(t)\,dt$，$\varphi(2) = a$，$\int_2^3 f(x)\,dx = -\dfrac{a}{4}$，则（   ）.

   A. $\varphi(3) = -\dfrac{3}{4}\varphi(-2)$

   B. $\varphi(3) = \dfrac{5}{4}\varphi(2)$

   C. $\varphi(-3) = \dfrac{3}{4}\varphi(2)$

   D. $\varphi(-3) = -\dfrac{5}{4}\varphi(-2)$

二、填空题

4. 函数 $F(x) = \int_x^{2x} \ln t\,dt$，则 $F'(x) = $ _____.

三、计算题

5. 求极限 $\lim\limits_{x \to 0} \dfrac{\int_0^x (\tan t - \sin t)\,dt}{(e^{x^2} - 1)\ln(1 + 3x^2)}$.

6. 计算反常积分 $\int_1^{+\infty} \dfrac{\arctan x}{x^2}\,dx$.

7. 已知 $\int_{-\infty}^{0} \dfrac{k}{1+x^2}\mathrm{d}x = \dfrac{1}{2}$,求 k 的值.

四、证明题

8. 设 $f(x) = \begin{cases} \dfrac{\displaystyle\int_{0}^{x} g(t)\,\mathrm{d}t}{x^2}, & x \neq 0, \\ g(0), & x = 0, \end{cases}$ 其中函数 $g(x)$ 在区间 $(-\infty,+\infty)$ 内连续,且 $\displaystyle\lim_{x\to 0}\dfrac{g(x)}{1-\cos x}=3$,

证明:函数 $f(x)$ 在 $x=0$ 处可导,且 $f'(0)=\dfrac{1}{2}$.

自测练习 27

一、单项选择题

1. 设 $f(x)$ 在区间 $[-5,5]$ 上连续,则下列定积分正确的是( ).

A. $\int_{-5}^{5} [f(x) + f(-x)] dx = 0$

B. $\int_{-5}^{5} [f(x) - f(-x)] dx = 0$

C. $\int_{0}^{5} [f(x) + f(-x)] dx = 0$

D. $\int_{0}^{5} [f(x) - f(-x)] dx = 0$

2. 下列定积分中,积分值为零的是( ).

A. $\int_{-1}^{2} x dx$

B. $\int_{-1}^{1} x \sin^2 x dx$

C. $\int_{-1}^{1} x \sin x dx$

D. $\int_{-1}^{1} x^2 \sin^2 x dx$

3. 下列定积分正确的是( ).

A. $\int_{-1}^{1} \frac{dx}{x^2} = -\frac{1}{x} \Big|_{-1}^{1} = -2$

B. $\int_{-1}^{1} \sqrt{1 - x^2} dx = 2 \int_{0}^{1} \sqrt{1 - x^2} dx = \frac{\pi}{2}$

C. $\int_{-\frac{\pi}{2}}^{\frac{\pi}{2}} \cos x dx = 0$

D. $\int_{-\frac{\pi}{2}}^{\frac{\pi}{2}} \sin x dx = 2 \int_{0}^{\frac{\pi}{2}} \sin x dx = 2$

二、填空题

4. 定积分 $\int_{-1}^{1} (x \cos^4 x + |x|) dx$ 的值为_____.

5. 定积分 $\int_{-1}^{1} (x + 1) \sqrt{1 - x^2} dx$ 的值为_____.

6. 定积分 $\int_{-1}^{1} \frac{2 + \sin x}{1 + x^2} dx$ 的值为_____.

三、计算题

7. 计算定积分 $\int_{-\frac{\pi}{2}}^{\frac{\pi}{2}} \frac{|\sin \theta|}{1 + \cos^2 \theta} d\theta$.

8. 计算定积分 $\displaystyle\int_{-\frac{1}{2}}^{\frac{1}{2}}\left[\frac{\sin x}{x^8+1}+\sqrt{\ln^2(1-x)}\right]\mathrm{d}x.$

四、证明题

9. 设函数 $f(x)$ 在闭区间 $[-a,a]$ 上连续,且 $f(x)$ 为奇函数,证明:

（1）$\displaystyle\int_{-a}^{0}f(x)\mathrm{d}x=-\int_{0}^{a}f(x)\mathrm{d}x$；

（2）$\displaystyle\int_{-a}^{a}f(x)\mathrm{d}x=0.$

自测练习 28

一、单项选择题

1. 定积分 $\int_{-\frac{\pi}{2}}^{\frac{\pi}{2}} \sqrt{1 - \cos^2 x}\, dx$ 的值为(　　).

    A. 0   B. -2 .

    C. 1   D. 2

2. 下列定积分中,值为零的是(　　).

    A. $\int_{-\frac{\pi}{4}}^{\frac{\pi}{4}} \dfrac{\arctan x}{1 + x^2}\, dx$ B. $\int_{-\frac{\pi}{4}}^{\frac{\pi}{4}} x \arcsin x\, dx$

    C. $\int_{-1}^{1} \dfrac{e^x + e^{-x}}{2}\, dx$ D. $\int_{-1}^{1} (x^2 + x) \sin x\, dx$

二、填空题

3. $\int_{-2}^{2} \sqrt{4 - x^2}\, (1 + x \cos^3 x)\, dx = $ _____.

4. 设 $f(x)$ 为连续函数,则 $\int_{-1}^{1} [f(x) + f(-x) + x] x^3\, dx = $ _____.

5. $\int_{-5\pi}^{5\pi} \left[\ln(x + \sqrt{1 + x^2}) + \sqrt{1 - \sin^2 x} \right] dx = $ _____.

6. $\int_{-1}^{1} \left(x + \sqrt{1 - x^2} \right)^2 dx = $ _____.

三、计算题

7. 计算定积分 $\int_{-\frac{\pi}{2}}^{\frac{\pi}{2}} (x^2 + x) \sin x\, dx$.

8. 计算定积分 $\int_{-1}^{1} x(1 + x^{2023})(e^x - e^{-x})\, dx$.

四、解答题

9. 设函数 $f(x)$，$g(x)$ 在闭区间 $[-a,a]$ $(a>0)$ 上连续，$g(x)$ 为偶函数，且 $f(x)$ 满足条件 $f(x)+f(-x)=A$，A 为常数.

（1）证明：$\displaystyle\int_{-a}^{a} f(x)g(x)\,\mathrm{d}x = A\int_{0}^{a} g(x)\,\mathrm{d}x$；

（2）利用（1）的结果计算 $\displaystyle\int_{-\frac{\pi}{2}}^{\frac{\pi}{2}} |\sin x|\arctan \mathrm{e}^x\,\mathrm{d}x$.

第3节　定积分的应用

本节知识图谱

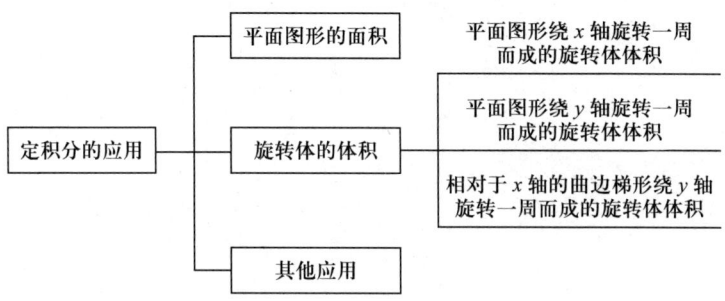

姓名_____ 班级_____ 学号_____

自测练习 29

一、单项选择题

1. 由曲线 $y = \cos x$ 在 $[0, 2\pi]$ 内与 x 轴所围成的图形的面积为( ).

   A. $\displaystyle\int_0^{2\pi} \cos x\,dx$

   B. $\left| \displaystyle\int_0^{2\pi} \cos x\,dx \right|$

   C. $\displaystyle\int_0^{\pi} \cos x\,dx - \int_{\pi}^{2\pi} \cos x\,dx$

   D. $\displaystyle\int_0^{2\pi} |\cos x|\,dx$

2. 由曲线 $y^2 = 4 - x$ 与 y 轴所围成的图形的面积为( ).

   A. $\displaystyle\int_0^4 \sqrt{4-x}\,dx$

   B. $\displaystyle\int_0^2 (4 - y^2)\,dy$

   C. $\displaystyle\int_{-2}^2 (4 - y^2)\,dy$

   D. $\displaystyle\int_{-4}^4 \sqrt{4-x}\,dx$

3. 设由曲线 $x^2 + y^2 = 8R^2$ 所围成的图形的面积为 S,则 $\displaystyle\int_0^{2\sqrt{2}R} \sqrt{8R^2 - x^2}\,dx$ 的值为( ).

   A. S B. $\dfrac{S}{4}$ C. $\dfrac{S}{2}$ D. $2S$

二、填空题

4. 由曲线 $y = \sqrt{2x}$ 及直线 $y = \dfrac{x}{2}$ 所围成的封闭平面图形的面积等于_____.

三、计算题

5. 设平面区域 D 是由曲线 $y = \cos x \left(\dfrac{\pi}{4} \leq x \leq \dfrac{\pi}{2} \right)$ 与 $y = \sin x \left(\dfrac{\pi}{4} \leq x \leq \pi \right)$ 及 x 轴所围成的平面图形,求:

   (1) 平面区域 D 的面积;

   (2) 平面区域 D 绕 x 轴旋转一周而成的旋转体体积.

6. 从原点作抛物线 $f(x) = x^2 - 2x + 4$ 的两条切线,由这两条切线与抛物线所围成的平面图形记为 S,求:

   (1) S 的面积;

   (2) 平面图形 S 绕 x 轴旋转一周而成的旋转体体积.

7. 设平面区域 D 是由曲线 $y=x^2$ 与直线 $y=ax(a>0)$ 所围成的平面图形,已知 D 分别绕两坐标轴旋转一周而成的旋转体体积相等,求:

(1) 常数 a 的值;

(2) 平面图形 D 的面积.

8. 设 D_1 是由抛物线 $y=2x^2$ 和直线 $x=a,y=0$ 所围成的平面图形,D_2 是由抛物线 $y=2x^2$ 和直线 $x=a,x=2$ 及 $y=0$ 所围成的平面图形,其中 $0<a<2$,求:

(1) D_1 绕 y 轴旋转一周而成的旋转体体积 V_1,以及 D_2 绕 x 轴旋转一周而成的旋转体体积 V_2;

(2) 常数 a 的值,使得 D_1 的面积与 D_2 的面积相等.

自测练习 30

一、单项选择题

1. 由 x 轴、抛物线 $y = -x^2 + 1$ 所围成的平面图形的面积为( ).

A. $\int_0^1 (-x^2 + 1) \, dx$ 　　　　　　 B. $\int_{-1}^0 (-x^2 + 1) \, dx$

C. $\int_0^{-1} (-x^2 + 1) \, dx$ 　　　　　 D. $\int_{-1}^1 (-x^2 + 1) \, dx$

2. 由曲线 $y = \dfrac{1}{x}$,直线 $y = x$ 以及直线 $x = 2$ 所围成的平面图形绕 x 轴旋转一周而成的旋转体体积是( ).

A. $\dfrac{17}{6}\pi$ 　　　　　　　　　　 B. $\dfrac{11}{6}\pi$

C. $\dfrac{11}{3}\pi$ 　　　　　　　　　　 D. $\dfrac{17}{3}\pi$

3. 由曲线 $y = e^x$ 与该曲线过原点的切线及 y 轴所围成的图形的面积为( ).

A. $\int_0^1 (e^x - ex) \, dx$ 　　　　　　 B. $\int_1^e (\ln y - y\ln y) \, dy$

C. $\int_1^e (e^x - xe^x) \, dx$ 　　　　　 D. $\int_0^1 (\ln y - y\ln y) \, dy$

二、填空题

4. 由曲线 $y = \sqrt{x}$,直线 $y = 0$,$x = 1$ 所围成的曲边三角形绕 x 轴旋转一周而成的旋转体体积为_____.

三、计算题

5. 过点 $P(1,0)$ 作抛物线 $y = \sqrt{x-2}$ 的切线,求:

(1) 切线方程;

(2) 由 $y = \sqrt{x-2}$,切线及 x 轴所围成的平面图形面积;

(3) 该平面图形分别绕 x 轴和 y 轴旋转一周而成的旋转体体积.

6. 设 D 是由曲线 $y = 1 - ax^2$, $y = \dfrac{1}{a}x^2(x \geqslant 0, a > 0)$ 与 y 轴所围成的平面图形.

（1）求 D 绕 y 轴旋转一周而成的旋转体体积 $V(a)$;

（2）问 a 为何值时, $V(a)$ 取最大值? 并求此时 D 的面积.

四、解答题

7. 设由抛物线 $y = x^2(x \geqslant 0)$, 直线 $y = a^2(0 < a < 1)$ 与 y 轴所围成的平面图形绕 x 轴旋转一周而成的旋转体体积记为 $V_1(a)$; 由抛物线 $y = x^2(x \geqslant 0)$, 直线 $y = a^2(0 < a < 1)$ 与直线 $x = 1$ 所围成的平面图形绕 x 轴旋转一周而成的旋转体体积记为 $V_2(a)$, 令 $V(a) = V_1(a) + V_2(a)$, 求常数 a 的值, 使 $V(a)$ 取得最小值.

第四章　常微分方程

第 1 节　一阶微分方程

本节知识图谱

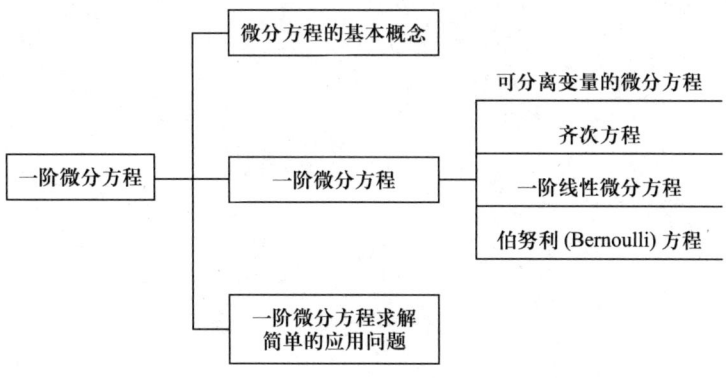

自测练习 31

一、单项选择题

1. 微分方程 $y''y'+(y'')^3+y^4-3x=0$ 的阶数是(　　).

　　A. 1　　　　　　　　B. 2　　　　　　　　C. 3　　　　　　　　D. 4

2. 下列各式中为二阶微分方程的是(　　).

　　A. $x^2y+y'+y^2=0$　　　　　　　　B. $x(y')^2-y^2=0$

　　C. $(x^2-y^2)\mathrm{d}x+(x^2+y^2)\mathrm{d}y=0$　　　　　　　　D. $(y'')^2+5(y')^4-y^5=1$

3. (　　)是一阶线性微分方程.

　　A. $y'=\mathrm{e}^{x+y}$　　　　　　　　B. $y'=\dfrac{x}{y}$

　　C. $y''+xy'+y=0$　　　　　　　　D. $y'-y=\ln x$

4. 微分方程 $y'+P(x)y=Q(x)$ 的通解为(　　).

　　A. $y=\mathrm{e}^{\int P(x)\mathrm{d}x}\left[\int Q(x)\mathrm{e}^{-\int P(x)\mathrm{d}x}\mathrm{d}x+C\right]$　　　　B. $y=\mathrm{e}^{\int P(x)\mathrm{d}x}\left[\int Q(x)\mathrm{e}^{\int P(x)\mathrm{d}x}\mathrm{d}x+C\right]$

　　C. $y=\mathrm{e}^{-\int P(x)\mathrm{d}x}\left[\int Q(x)\mathrm{e}^{\int P(x)\mathrm{d}x}\mathrm{d}x\right]+C$　　　　D. $y=\mathrm{e}^{-\int P(x)\mathrm{d}x}\left[\int Q(x)\mathrm{e}^{\int P(x)\mathrm{d}x}\mathrm{d}x+C\right]$

二、填空题

5. 微分方程 $xy'-y\ln y=0$ 的通解是_____.

6. 微分方程 $xy'-y=1+x^3$ 的通解是_____.

三、计算题

7. 求方程 $(1+\mathrm{e}^x)y\cdot y'=\mathrm{e}^x$ 满足条件 $y\big|_{x=1}=1$ 的特解.

8. 求微分方程 $\dfrac{\mathrm{d}y}{\mathrm{d}x}=\dfrac{y^2}{xy-x^2}$ 的通解.

四、解答题

9. 设可导函数 $f(x)$ 满足方程 $f(x) + \int_0^x tf(t)\,\mathrm{d}t = 1$，求：

（1）函数 $f(x)$ 的解析式；

（2）曲线 $y=f(x)$ 的凹凸区间与拐点；

（3）曲线 $y=f(x)$ 的渐近线.

10. 设函数 $f(x)$ 满足微分方程 $xf'(x)-2f(x)=-(a+1)x$（其中 a 为正常数），且 $f(1)=1$，由曲线 $y=f(x)(x\leq 1)$ 与直线 $x=1,y=0$ 所围成的平面图形记为 D. 已知 D 的面积为 $\dfrac{2}{3}$，求：

（1）函数 $f(x)$ 的表达式；

（2）平面图形 D 绕 x 轴旋转一周而成的旋转体体积 V_x；

（3）平面图形 D 绕 y 轴旋转一周而成的旋转体体积 V_y.

自测练习 32

一、单项选择题

1. 微分方程 $(1-x^2)y-xy'=0$ 的通解为( ).

   A. $y=C\sqrt{1-x^2}$

   B. $y=Cxe^{-\frac{x^2}{2}}$

   C. $y=\dfrac{C}{\sqrt{1-x^2}}$

   D. $y=-\dfrac{1}{2}x^2+Cx$

2. 一阶微分方程 $\dfrac{\mathrm{d}y}{\mathrm{d}x}+y=\sin x$ 是( ).

   A. 可分离变量的微分方程

   B. 齐次方程

   C. 齐次线性微分方程

   D. 非齐次线性微分方程

3. 方程 $y^2\mathrm{d}x-(1-x)\mathrm{d}y=0$ 是( )微分方程.

   A. 一阶齐次线性

   B. 一阶非齐次线性

   C. 可分离变量

   D. 二阶齐次线性

二、填空题

4. 微分方程 $y\mathrm{d}x+(x^2-4x)\mathrm{d}y=0$ 的通解为_____.

5. 微分方程 $e^y\mathrm{d}x+(xe^y-\sin y)\mathrm{d}y=0$ 的通解为_____.

6. 设 $f(x)$ 可导,且 $\displaystyle\int_0^x tf(t)\,\mathrm{d}t=f(x)-1$,则 $f(x)=$ _____.

三、计算题

7. 设有一曲形构件,该曲线 $y=f(x)$ 过点 $(0,2)$,且满足微分方程 $y'-2y=e^{3x}$,求该曲线方程.

8. 求方程 $\dfrac{\mathrm{d}y}{\mathrm{d}x}=\dfrac{y}{x+y^4}$ 的通解.

9. 设函数 $f(x)$ 可导, 且满足方程 $\int_0^x tf(t)\,\mathrm{d}t = x^2 + 1 + f(x)$, 求 $f(x)$.

四、解答题

10. 设 $\varphi(x)$ 是定义在 $(-\infty, +\infty)$ 上的连续函数, 且满足方程 $\int_0^x t\varphi(t)\,\mathrm{d}t = 1 - \varphi(x)$.

(1) 求函数 $\varphi(x)$ 的表达式;

(2) 讨论函数 $f(x) = \begin{cases} \dfrac{\varphi(x)-1}{x^2}, & x \neq 0, \\[3mm] -\dfrac{1}{2}, & x = 0 \end{cases}$ 在 $x = 0$ 处的连续性与可导性.

第 2 节　高阶微分方程

本节知识图谱

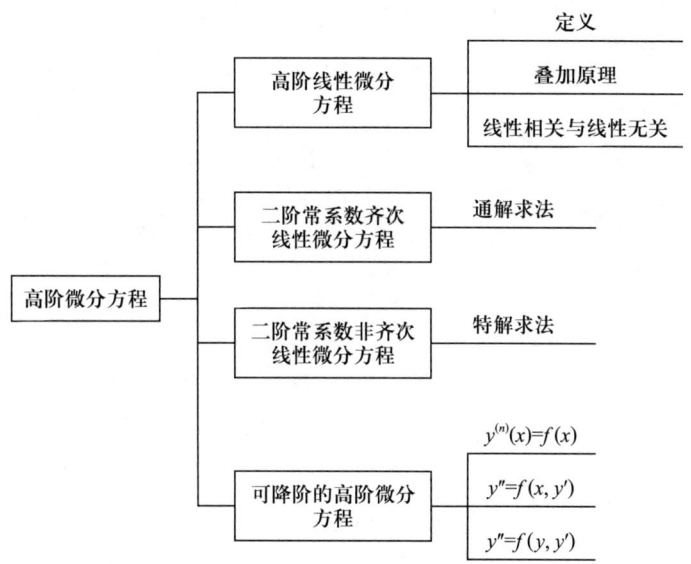

自测练习 33

一、单项选择题

1. 微分方程 $y''+y'-2y=0$ 的通解为( ).

A. $y=C_1 e^{-x}+C_2 e^{2x}$　　　　　　　B. $y=(C_1+C_2 x)e^{-x}$

C. $y=C_1 e^x+C_2 e^{-2x}$　　　　　　　D. $y=e^x(C_1\cos x+C_2\sin x)$

2. 已知特征方程的两个根为 $r_{1,2}=-1\pm i$,则相应的二阶常系数齐次线性微分方程为( ).

A. $y''+2y'+2y=0$　　　　　　　B. $y''-2y'+2y=0$

C. $y''+2y'-2y=0$　　　　　　　D. $y''-2y'-2y=0$

3. 设 y_1,y_2 是二阶常系数齐次线性微分方程 $y''+py'+qy=0$ 的两个特解,C_1,C_2 为任意常数,则下列命题正确的是( ).

A. $C_1 y_1+C_2 y_2$ 为该方程的解　　　　B. $C_1 y_1+C_2 y_2$ 不可能为该方程的解

C. $C_1 y_1+C_2 y_2$ 为该方程的通解　　　D. y_1+y_2 不是该方程的解

4. 若 $y(x)=e^{3x}\cos x$ 为微分方程 $y''+py'+qy=0$ 的解,则常数 p 和 q 的值为( ).

A. $p=-6,q=10$　　　　　　　B. $p=-6,q=-10$

C. $p=6,q=-10$　　　　　　　D. $p=6,q=10$

5. 已知曲线 $y=y(x)$ 经过原点,且在原点处的切线与直线 $2x+y+6=0$ 平行,而 $y(x)$ 满足微分方程 $y''-2y'+5y=0$,则曲线的方程为 $y=($).

A. $-e^x\sin 2x$　　　　　　　B. $e^x(\sin 2x-\cos 2x)$

C. $e^x(\cos 2x-\sin 2x)$　　　　　D. $e^x\sin 2x$

6. 微分方程 $y''-4y'+4y=0$ 的两个线性无关的特解是( ).

A. $e^{2x},2e^{2x}$　　　　　　　B. $e^{-2x},2e^{-2x}$

C. e^{2x},xe^{2x}　　　　　　　D. $e^{-2x},4e^{-2x}$

7. 对于微分方程 $y''-y'-2y=0$,函数 $y=C_1 e^{2x+C_2}$ ( ).

A. 是通解　　　　　　　B. 是特解

C. 不是解　　　　　　　D. 是解,但不是通解,也不是特解

8. 微分方程 $y''+y=0$ 满足 $y\big|_{x=0}=0,y'\big|_{x=0}=1$ 的解是( ).

A. $y=C_1\cos x+C_2\sin x$　　　　B. $y=\sin x$

C. $y=\cos x$　　　　　　　D. $y=C\cos x$

二、填空题

9. 设 $y=C_1 e^{2x}+C_2 e^{3x}$ 为某二阶常系数齐次线性微分方程的通解,则该微分方程为＿＿＿＿.

10. 二阶常系数齐次线性微分方程 $y''-6y'+13y=0$ 的通解为＿＿＿＿.

三、计算题

11. 求微分方程 $y''-y=0$ 满足条件 $y\big|_{x=0}=3,y'\big|_{x=0}=-1$ 的特解.

12. 求微分方程 $y''+3y'+2y=0$ 的积分曲线,使该曲线与直线 $y=x$ 相切于点 $O(0,0)$.

四、解答题

13. 设函数 $f(x)$ 满足 $f''(x)-3f'(x)+2f(x)=0$,且在 $x=0$ 处取得极值 1,求:

(1)函数 $f(x)$ 的表达式;

(2)曲线 $y=\dfrac{f'(x)}{f(x)}$ 的渐近线.

自测练习 34

一、单项选择题

1. 微分方程 $y''+2y'+2y=e^{-x}$ 的一个特解具有形式( ).

   A. $y=Axe^{-x}$ 　　　　　　　　　　B. $y=Ae^{-x}$

   C. $y=(Ax+B)e^{-x}$ 　　　　　　　　D. $y=Ax^2e^{-x}$

2. 二阶常系数非齐次线性微分方程 $y''-y'-2y=2xe^{-x}$ 的特解 y^* 的正确假设形式为( ).

   A. Axe^{-x} 　　　　　　　　　　　B. Ax^2e^{-x}

   C. $(Ax+B)e^{-x}$ 　　　　　　　　　D. $x(Ax+B)e^{-x}$

3. 微分方程 $y''+3y'+2y=1$ 的通解为( ).

   A. $y=C_1e^{-x}+C_2e^{-2x}+1$ 　　　　　B. $y=C_1e^{-x}+C_2e^{-2x}+\dfrac{1}{2}$

   C. $y=C_1e^{x}+C_2e^{-2x}+1$ 　　　　　D. $y=C_1e^{x}+C_2e^{-2x}+\dfrac{1}{2}$

4. 微分方程 $y''-2y'=f(x)$ 的特解可设为( ).

   A. A,若 $f(x)=1$

   B. Ae^{x},若 $f(x)=e^{x}$

   C. $Ax^4+Bx^3+Cx^2+Dx+E$,若 $f(x)=x^2-2x$

   D. $x(A\sin 5x+B\cos 5x)$,若 $f(x)=\sin 5x$

5. 微分方程 $y''-y=e^{-x}(ax+b)$ 的一个特解应具有形式( ).

   A. $y=Axe^{-x}$ 　　　　　　　　　　B. $y=e^{-x}(Ax+B)$

   C. $y=Ax^2e^{-x}$ 　　　　　　　　　D. $y=xe^{-x}(Ax+B)$

6. 方程 $y''-4y'+4y=5x^2+3e^{2x}$ 的特解应设为( ).

   A. $ax^2+bx+c+Ax^2e^{2x}$ 　　　　　B. $x(ax^2+bx+c)+Ax^2e^{2x}$

   C. $x^2(ax^2+bx+c)+Ax^2e^{2x}$ 　　　D. ax^2+bx+c

二、填空题

7. 微分方程 $y''+2y'-3y=4e^{x}$ 的通解为_____.

8. 微分方程 $y''-y'=x$ 的通解为_____.

三、计算题

9. 设函数 $y=f(x)$ 是微分方程 $y''-3y'+2y=0$ 满足初值条件 $y(0)=y'(0)=1$ 的特解,求微分方程 $y''-3y'+2y=f(x)$ 的通解.

10. 已知函数 $f(x)$ 的一个原函数为 $x\mathrm{e}^x$,求微分方程 $y''+4y'+4y=f(x)$ 的通解.

四、解答题

11. 已知函数 $y=f(x)$ 是一阶微分方程 $\dfrac{\mathrm{d}y}{\mathrm{d}x}=y$ 满足 $y(0)=1$ 的特解,求二阶常系数非齐次线性微分方程 $y''-3y'+2y=f(x)$ 的通解.

12. 已知函数 $y=\mathrm{e}^x$ 和 $y=\mathrm{e}^{-2x}$ 是二阶常系数齐次线性微分方程 $y''+py'+qy=0$ 的两个解,确定常数 p,q 的值,并求微分方程 $y''+py'+qy=\mathrm{e}^x$ 的通解.

第 3 节　微分方程的应用

本节知识图谱

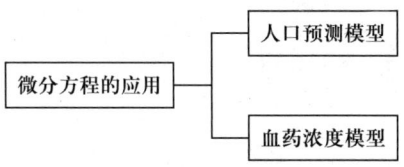

自测练习 35

解答题

1. 细菌的增长率与总数成正比. 如果培养的细菌总数在 24 h 内由 100 增长为 400,问细菌开始培养 12 h 后总数是多少?

2. 一滴球形雨滴以与它表面积成正比的速度蒸发,求其体积 V 关于时间 t 的函数.

第五章　向量与空间

第1节　向量代数

本节知识图谱

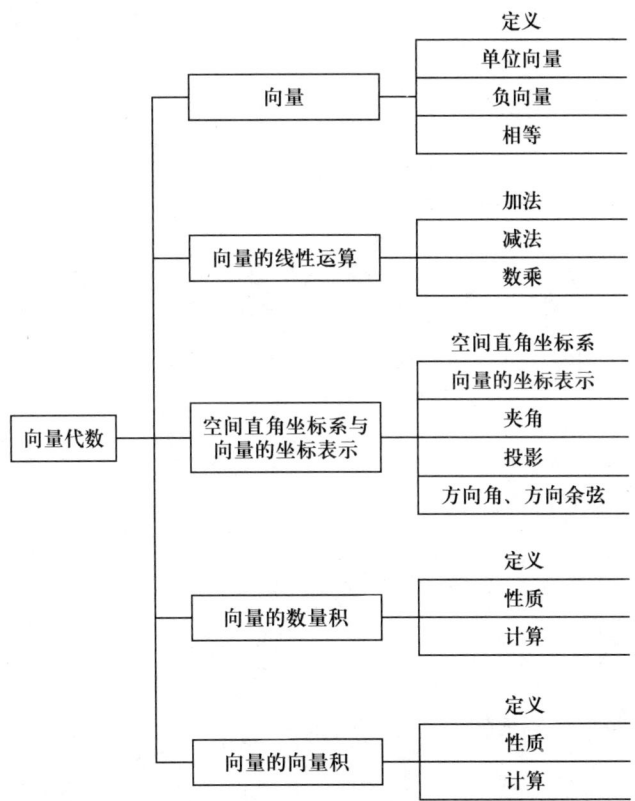

自测练习 36

一、单项选择题

1. 点 $P(-3,2,-1)$ 关于平面 Oxy 的对称点是(　　).

    A. $(-3,2,1)$ B. $(-3,-2,-1)$

    C. $(3,2,-1)$ D. $(3,2,1)$

2. 点 $P(-3,2,-1)$ 关于 z 轴的对称点是(　　).

    A. $(-3,2,1)$ B. $(-3,-2,-1)$

    C. $(3,-2,-1)$ D. $(3,2,1)$

3. 已知在空间直角坐标系下,立方体的 4 个顶点为 $A(-a,-a,-a)$, $B(a,-a,-a)$, $C(-a,a,-a)$ 和 $D(a,a,a)$,则其余顶点分别为(　　).

    A. $(a,a,-a),(-a,a,a),(-a,-a,a),(a,-a,a)$

    B. $(a,a,-a),(-a,-a,-a),(-a,-a,a),(a,-a,a)$

    C. $(a,a,-a),(-a,a,a),(a,a,a),(a,-a,a)$

    D. $(a,a,-a),(-a,a,-a),(-a,-a,a),(a,-a,a)$

二、解答题

4. 已知三角形的三个顶点 $A(2,-1,4)$, $B(3,2,-6)$, $C(-5,0,2)$,求过 A, B, C 三点的中线的长度.

5. 已知平行四边形 $ABCD$ 的两个顶点 $A(2,-3,-5)$, $B(-1,3,2)$ 及它的对角线的交点 $E(4,-1,7)$,求顶点 C, D 的坐标.

6. 已知线段 AB 被点 $C(2,0,2)$ 及点 $D(5,-2,0)$ 三等分,求端点 A, B 的坐标.

7. 求点 $M(-4,3,-5)$ 到各坐标轴的距离.

8. 在 Oyz 坐标面上,求与三个已知点 $A(3,1,2),B(4,-2,-2)$ 和 $C(0,5,1)$ 等距离的点.

自测练习 37

一、填空题

1. 已知某向量 $\boldsymbol{b}$ 与 $\boldsymbol{a}$ 平行,方向相反,且 $|\boldsymbol{b}| = 2|\boldsymbol{a}|$,则 $\boldsymbol{b}$ 由 $\boldsymbol{a}$ 表示为_____.

2. 已知梯形 $OABC$,$\overrightarrow{CB} /\!/ \overrightarrow{OA}$ 且 $|\overrightarrow{CB}| = \dfrac{1}{2}|\overrightarrow{OA}|$,若 $\overrightarrow{OA} = \boldsymbol{a}$,$\overrightarrow{OC} = \boldsymbol{b}$,则 $\overrightarrow{AB} = $_____.

3. 一向量的终点为 $B(2,1,-7)$,它在 x 轴、y 轴和 z 轴上的投影依次为 $4,-4$ 和 7,则这向量的起点 A 的坐标为_____.

4. 设向量的模是 4,它与 x 轴的夹角是 $\dfrac{\pi}{3}$,则它在 x 轴上的投影为_____.

5. 已知 $A(4,0,5)$,$B(7,1,3)$,则 $\overrightarrow{AB}^{0} = $_____.

二、解答题

6. 一向量的起点为 $A(1,4,-2)$,终点为 $B(-1,5,0)$,求其在 x 轴、y 轴、z 轴上的投影,并求 $|\overrightarrow{AB}|$.

7. 已知两点 $M_1(4,\sqrt{2},1)$,$M_2(3,0,2)$,计算向量 $\overrightarrow{M_1M_2}$ 的模、方向余弦和方向角.

8. 已知 $\boldsymbol{a} = (3,5,4)$,$\boldsymbol{b} = (-6,1,2)$,$\boldsymbol{c} = (0,-3,-4)$,求 $2\boldsymbol{a} - 3\boldsymbol{b} + 4\boldsymbol{c}$.

9. 一向量与 x 轴、y 轴的夹角相等,而与 z 轴的夹角是前者的两倍,求该向量的方向角.

10. 已知向量 a 与三坐标轴成相等的锐角,求它的方向余弦;若 $|a|=2$,求向量的坐标.

11. 设 $a=3i+5j+8k$,$b=2i-4j-7k$,$c=5i+j-4k$,求向量 $l=4a+3b-c$ 在 x 轴上的投影.

12. 已知两向量 $a=(\lambda,5,-1)$,$b=(3,1,\mu)$ 平行,求 λ,μ 的值.

自测练习 38

一、单项选择题

1. 设 $a \times b = (2, 1, -2)$，$a \cdot b = 3$，则向量 a 与向量 b 的夹角为（　　）．

    A. $\dfrac{\pi}{2}$ B. $\dfrac{\pi}{3}$ C. $\dfrac{\pi}{4}$ D. $\dfrac{\pi}{6}$

2. 已知空间三点 $A(1, 1, 1)$，$B(2, 3, 4)$，$C(3, 4, 5)$，则 $\triangle ABC$ 的面积为（　　）．

    A. 1   B. $\sqrt{3}$ C. $\sqrt{6}$ D. $\dfrac{\sqrt{6}}{2}$

3. 已知 a, b 均为单位向量，且 $a \cdot b = \dfrac{1}{2}$，则以向量 a, b 为邻边的平行四边形的面积为（　　）．

    A. $\dfrac{1}{2}$ B. 1   C. $\dfrac{\sqrt{3}}{2}$ D. 2

二、填空题

4. 设 a, b, c 都是单位向量，且满足 $a + b + c = 0$，则 $a \cdot b + b \cdot c + c \cdot a =$ _____．

5. 若向量 b 与向量 $a = (2, -1, 2)$ 共线，且 $a \cdot b = -18$，则 $b =$ _____．

6. 已知 $|a| = 3$，$|b| = 5$，问 $\lambda =$ _____ 时，$a + \lambda b$ 与 $a - \lambda b$ 垂直．

7. 已知 $|a| = 2$，$|b| = 3$，$|a - b| = \sqrt{7}$，则 $a \cdot b =$ _____．

8. 已知 a 与 b 垂直，且 $|a| = 5$，$|b| = 12$，则 $|a + b| =$ _____，$|a - b| =$ _____．

9. 向量 a, b, c 两两垂直，且 $|a| = 1$，$|b| = 2$，$|c| = 3$，则 $s = a + b + c$ 的长度为 _____．

三、计算题

10. 已知 $|a| = 3$，$|b| = 36$，$|a \times b| = 72$，求 $a \cdot b$．

11. 判断向量 $a = (3, 2, 5)$，$b = (1, 1, 2)$，$c = (9, 7, -16)$ 是否共面．

12. 已知 $A(1,-1,2)$，$B(5,-6,2)$，$C(1,3,-1)$，求：

（1）同时与 $\overrightarrow{AB}$ 及 $\overrightarrow{AC}$ 垂直的单位向量；

（2）$\triangle ABC$ 的面积；

（3）从顶点 A 到边 BC 的高的长度.

13. 一个四面体的顶点为 $A(0,0,0)$，$B(3,4,-1)$，$C(2,3,5)$ 和 $D(6,0,3)$，求它的体积.

第 2 节　空间中的平面与直线方程

本节知识图谱

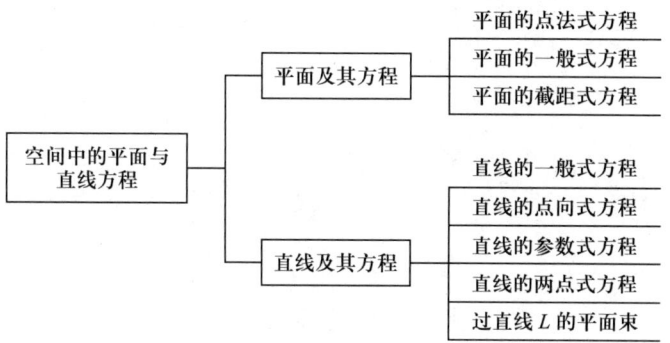

自测练习 39

一、填空题

1. 过点 $(3,0,-1)$ 且与平面 $3x-7y+5z=0$ 平行的平面方程为_____.

2. 过两点 $(4,0,-2)$ 和 $(5,1,7)$ 且平行于 x 轴的平面方程为_____.

3. 若平面 $A_1x+B_1y+C_1z+D_1=0$ 与平面 $A_2x+B_2y+C_2z+D_2=0$ 垂直,则充要条件是_____;若上述两平面平行,则充要条件是_____.

4. 设平面 $\pi:x+ky-2z-9=0$,若 π 过点 $(1,2,2)$,则 $k=$_____;又若 π 与平面 $2x+4y+3z-3=0$ 垂直,则 $k=$_____.

5. 一平面过点 $(1,-10,6)$,它在 x 轴上的截距为 1,在 z 轴上的截距为 3,则该平面方程是_____.

6. 一平面与 $\pi_1:2x+y+z=0$ 及 $\pi_2:x-y=1$ 都垂直,则该平面的法向量为_____.

二、计算题

7. 求过点 $M_0(2,9,-6)$ 且与连接坐标原点及点 M_0 的线段 OM_0 垂直的平面方程.

8. 求平行于 Ozx 平面且通过点 $(2,-5,3)$ 的平面方程.

9. 求平行于 x 轴且经过点 $(4,0,-2)$,$(5,1,7)$ 的平面方程.

10. 求过点 $(1,1,1)$ 和点 $(0,1,-1)$ 且与平面 $x+y+z=0$ 垂直的平面方程.

11. 求点 $(1,-4,5)$ 到平面 $x-2y+4z-1=0$ 的距离.

姓名＿＿＿＿＿＿＿＿ 班级＿＿＿＿＿＿＿＿ 学号＿＿＿＿＿＿＿＿

自测练习 40

一、填空题

1. 过点 $(4,-1,3)$ 且平行于直线 $\dfrac{x-3}{2}=y=\dfrac{z-1}{5}$ 的直线方程为＿＿＿＿＿＿.

2. 过两点 $(3,-2,1)$ 和 $(-1,0,2)$ 的直线方程为＿＿＿＿＿＿.

3. 过点 $(2,0,-3)$ 与直线 $\begin{cases} x-2y+4z=7, \\ 3x+5y-2z=-1 \end{cases}$ 垂直的平面方程为＿＿＿＿＿＿.

4. 直线 $L:\dfrac{x+2}{3}=\dfrac{y-2}{1}=\dfrac{z+1}{2}$ 和平面 $\pi:2x+3y+3z-8=0$ 的交点是＿＿＿＿＿＿.

二、计算题

5. 求满足下列条件的直线方程：

（1）过点 $(4,-1,3)$ 且平行于直线 $\dfrac{x-3}{2}=\dfrac{y}{1}=\dfrac{z-1}{5}$；

（2）过点 $(0,2,4)$ 且同时平行于平面 $x+2z=1$ 和 $y-3z=2$；

（3）过点 $(1,2,3)$ 且垂直于平面 $2x+3y+z+1=0$.

6. 求直线 $\begin{cases} 4x-y+3z=1, \\ x+5y-z+2=0 \end{cases}$ 在平面 $2x-y+5z-3=0$ 上的投影方程.

7. 已知两直线 $L_1: \begin{cases} x+y-z-1=0, \\ 2x+z-3=0 \end{cases}$ 和 $L_2: x=y=z-1$. 求过 L_1 且平行于 L_2 的平面方程.

第 3 节 空 间 曲 面

本节知识图谱

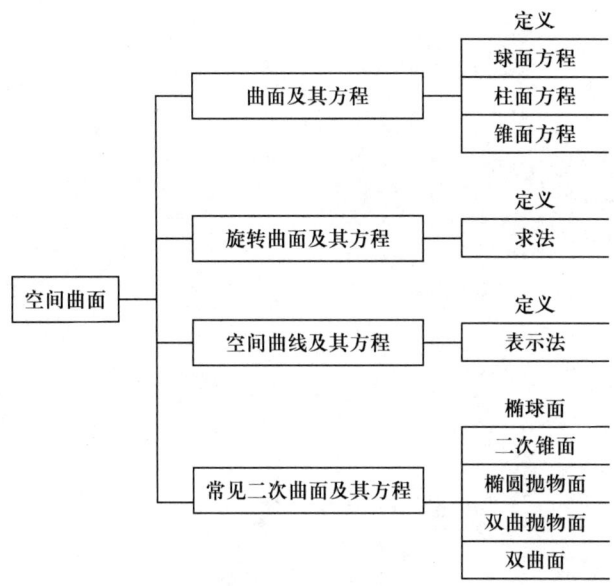

自测练习 41

一、单项选择题

1. 方程 $x^2+y^2=4x$ 在空间直角坐标系中表示( ).

    A. 圆柱面   B. 点

    C. 圆   D. 旋转抛物面

2. 在空间直角坐标系下, 下列为平面方程的是( ).

    A. $y^2=x$ B. $\begin{cases} x+y+z=0, \\ x+2y+z=1 \end{cases}$

    C. $\dfrac{x+2}{2}=\dfrac{y+4}{7}=\dfrac{z}{-3}$ D. $3x+4z=0$

3. 下列方程表示的曲面为旋转曲面的是( ).

    A. $-\dfrac{x^2}{4}+\dfrac{y^2}{9}=1$ B. $\dfrac{x^2}{2}+\dfrac{y^2}{3}=z^2$

    C. $z=x^2-y^2$ D. $x^2-2y^2+z^2=4$

4. 方程 $y^2+z^2=1$ 在空间直角坐标系中表示的图形是( ).

    A. 原点   B. 圆

    C. 圆柱面   D. 直线

5. 母线平行于 z 轴的柱面方程是( ).

    A. $x^2+y^2=2x$ B. $x^2+y^2=z$

    C. $x^2+z^2=4$ D. $y^2+z^2=4$

6. 方程 $3x^2+3y^2-z^2=0$ 表示旋转曲面, 它的旋转轴是( ).

    A. x 轴   B. y 轴

    C. z 轴   D. x 轴或 y 轴

二、填空题

7. 曲线 $\begin{cases} y^2=x, \\ z=0 \end{cases}$ 绕 x 轴旋转一周所得的旋转曲面的方程为_____.

8. 在 Oyz 面上的抛物线 $z=2y^2$ 绕 z 轴旋转一周所得旋转曲面的方程为_____.

9. 球面方程 $x^2+y^2+z^2-2x-2z=0$ 的球心坐标为_____, 球半径为_____.

自测练习 42

一、填空题

1. 在空间直角坐标系中,方程 $\begin{cases} \dfrac{x^2}{9} - \dfrac{z^2}{4} = 1, \\ x - 2 = 0 \end{cases}$ 表示_____.

2. 用平面 $x = h$ 去截双叶双曲面 $\dfrac{x^2}{a^2} - \dfrac{y^2}{b^2} + \dfrac{z^2}{c^2} = -1$,所得截痕是_____.

3. 二次曲面 $z = \dfrac{x^2}{a^2} + \dfrac{y^2}{b^2}$ 与平面 $y = h$ 相截,其截痕是空间中的_____.

4. 曲面 $x^2 - y^2 = z$ 在 Oxz 坐标面上的截痕是_____.

5. 双曲抛物面 $x^2 - \dfrac{y^2}{3} = 2z$ 与 Oxz 坐标面的交线是_____.

6. 由曲面 $z = \sqrt{x^2 + y^2}$ 与 $z = \sqrt{R^2 - x^2 - y^2}$ 所围成的有界区域用不等式组可表示为_____.

二、解答题

7. 指出方程 $\begin{cases} x^2 + 4y^2 + 9z^2 = 36, \\ y = 1 \end{cases}$ 所表示的曲线.

8. 指出方程 $\begin{cases} y^2 + z^2 - 4x + 8 = 0, \\ y = 4 \end{cases}$ 所表示的曲线.

第六章　多元函数微分学

第 1 节　多元函数的极限与连续

本节知识图谱

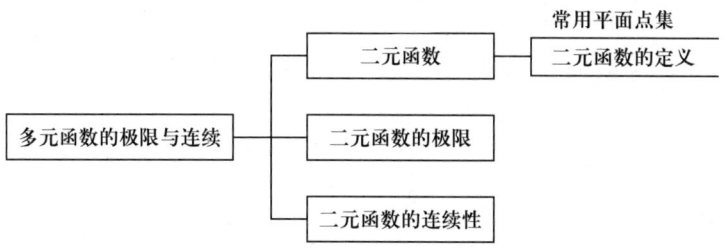

自测练习 43

一、单项选择题

1. 极限 $\lim\limits_{(x,y)\to(0,0)}\dfrac{xy}{x+y}=($).

   A. 0 B. 1

   C. -1 D. 不存在

2. 设函数 $f(x,y)=\begin{cases}\dfrac{xy}{x^2+y^2}, & x^2+y^2\neq 0, \\ 0, & x^2+y^2=0,\end{cases}$ 则以下说法正确的是( ).

   A. 函数 $f(x,y)$ 在点 $(0,0)$ 处间断
   B. 函数 $f(x,y)$ 在点 $(0,0)$ 处有极限

   C. 函数 $f(x,y)$ 在点 $(0,0)$ 处连续
   D. 函数 $f(x,y)$ 在点 $(0,0)$ 处不可导

3. 函数 $z=\sqrt{\ln\dfrac{4}{x^2+y^2}+\arcsin\dfrac{1}{x^2+y^2}}$ 的定义域是( ).

   A. $\{(x,y)\mid 1\leqslant x^2+y^2\leqslant 4\}$
   B. $\{(x,y)\mid 1\leqslant x^2+y^2\}$

   C. $\{(x,y)\mid 0<x^2+y^2\leqslant 4\}$
   D. $\{(x,y)\mid x^2+y^2\geqslant 1$ 或 $x^2+y^2\leqslant 4\}$

二、填空题

4. $z=\sqrt{x+y-1}+\cos(x+y)$ 的定义域是_____.

5. $\lim\limits_{(x,y)\to(0,2)}\dfrac{\sin xy}{x}=$_____.

6. $\lim\limits_{\substack{x\to 1\\ y\to 0}}\dfrac{\ln(x+e^y)}{\sqrt{x^2+y^2}}=$_____.

7. $\lim\limits_{(x,y)\to(0,0)}\dfrac{2-\sqrt{xy+4}}{xy}=$_____.

8. $\lim\limits_{(x,y)\to(0,0)}\dfrac{xy}{\sqrt{x^2+y^2}}=$_____.

9. $\lim\limits_{\substack{x\to 2\\ y\to 0}}\dfrac{e^{xy}-1}{2y}=$_____.

三、计算题

10. 求 $\lim\limits_{\substack{x\to 0\\ y\to 0}}\dfrac{x^2+y^2}{1-\sqrt{1+x^2+y^2}}$.

11. 求 $\displaystyle\lim_{\substack{x \to 0 \\ y \to 0}} \frac{\sin(x^3+y^3)}{x+y}$.

四、解答题

12. 判断二重极限 $\displaystyle\lim_{(x,y)\to(0,0)} \frac{x^2 y}{x^4+y^2}$ 的存在性. 若不存在, 说明理由; 若存在, 求出其极限值.

第 2 节　多元函数的偏导数

本节知识图谱

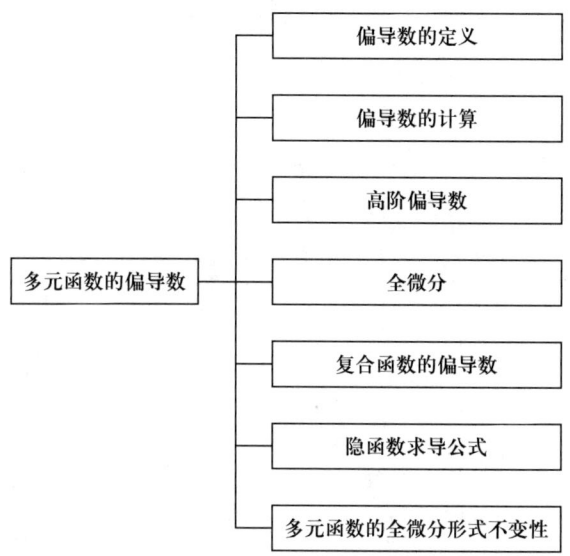

- 偏导数的定义
- 偏导数的计算
- 高阶偏导数
- 全微分
- 复合函数的偏导数
- 隐函数求导公式
- 多元函数的全微分形式不变性

多元函数的偏导数

自测练习 44

一、单项选择题

1. 设函数 $z=f(x,y)$ 在点 (x_0,y_0) 处关于 y 的偏导数存在, 则 $\left.\dfrac{\partial z}{\partial y}\right|_{(x_0,y_0)}=$ (   ).

 A. $\lim\limits_{\Delta x\to 0}\dfrac{f(x_0+\Delta x,y_0+\Delta y)-f(x_0,y_0)}{\Delta x}$ B. $\lim\limits_{\Delta x\to 0}\dfrac{f(x_0+\Delta x,y_0)-f(x_0,y_0)}{\Delta x}$

 C. $\lim\limits_{\Delta y\to 0}\dfrac{f(x_0,y_0+\Delta y)-f(x_0,y_0)}{\Delta y}$ D. $\lim\limits_{x\to x_0}\dfrac{f(x,y)-f(x_0,y_0)}{x-x_0}$

2. 函数 $z=(x-y)^2$, 则 $\left.\mathrm{d}z\right|_{\substack{x=1\\y=0}}=$ (   ).

 A. $2\mathrm{d}x+2\mathrm{d}y$ B. $2\mathrm{d}x-2\mathrm{d}y$

 C. $-2\mathrm{d}x+2\mathrm{d}y$ D. $-2\mathrm{d}x-2\mathrm{d}y$

3. 设函数 $z=\ln(2x)+\dfrac{3}{y}$ 在点 $(1,1)$ 处的全微分为(   ).

 A. $\mathrm{d}x-3\mathrm{d}y$ B. $\mathrm{d}x+3\mathrm{d}y$

 C. $\dfrac{1}{2}\mathrm{d}x+3\mathrm{d}y$ D. $\dfrac{1}{2}\mathrm{d}x-3\mathrm{d}y$

4. 设 $z=f(x,y)$ 为由方程 $z^3-3yz+3x=8$ 所确定的函数, 则 $\left.\dfrac{\partial z}{\partial y}\right|_{\substack{x=0\\y=0}}=$ (   ).

 A. $-\dfrac{1}{2}$ B. $\dfrac{1}{2}$

 C. -2 D. 2

5. 设函数 $u(x,y)=\arctan\dfrac{x}{y}$, $v(x,y)=\ln\sqrt{x^2+y^2}$, 则下列等式成立的是(   ).

 A. $\dfrac{\partial u}{\partial x}=\dfrac{\partial v}{\partial y}$ B. $\dfrac{\partial u}{\partial x}=\dfrac{\partial v}{\partial x}$

 C. $\dfrac{\partial u}{\partial y}=\dfrac{\partial v}{\partial x}$ D. $\dfrac{\partial u}{\partial y}=\dfrac{\partial v}{\partial y}$

二、填空题

6. 设函数 $z=\ln\sqrt{x^2+4y}$, 则 $\left.\mathrm{d}z\right|_{\substack{x=1\\y=0}}=$ _____.

7. 设 $z=z(x,y)$ 是由方程 $z^2+xyz=1$ 所确定的函数, 则 $\dfrac{\partial z}{\partial x}=$ _____.

8. 设函数 $f(x,y)=x+(y-1)\arcsin\sqrt{\dfrac{x}{y}}$ ($x>0$), 则 $f'_x(x,1)=$ _____.

三、计算题

9. 设函数 $z = z(x, y)$ 由方程 $\dfrac{x}{z} = \ln \dfrac{z}{y}$ 所确定,求 $\dfrac{\partial z}{\partial y}$.

四、证明题

10. 设函数 $z = \mathrm{e}^{-\left(\frac{1}{x} + \frac{1}{y}\right)}$,证明:$x^2 \dfrac{\partial z}{\partial x} + y^2 \dfrac{\partial z}{\partial y} = 2z$.

自测练习 45

一、单项选择题

1. 下列二元函数中( )的一阶偏导数满足 $z'_x = z'_y$.

   A. $z = \sqrt{x}\sqrt{y}$ 　　　　　　　　 B. $z = e^x e^y$

   C. $z = \ln x \ln y$ 　　　　　　　　 D. $z = \sin x \sin y$

2. 已知函数 $f(x+y, x-y) = x^2 - y^2$，则 $\dfrac{\partial f(x,y)}{\partial x} + \dfrac{\partial f(x,y)}{\partial y} = ($ 　　 $)$.

   A. $2x - 2y$ 　　　　　　　　 B. $2x + 2y$

   C. $x + y$ 　　　　　　　　 D. $x - y$

3. 函数 $f(x,y) = \sqrt{x^4 + y^2}$ 在原点 $(0,0)$ 处的偏导数存在情况是( )．

   A. $f'_x(0,0)$ 存在，$f'_y(0,0)$ 存在 　　　 B. $f'_x(0,0)$ 存在，$f'_y(0,0)$ 不存在

   C. $f'_x(0,0)$ 不存在，$f'_y(0,0)$ 存在 　　　 D. $f'_x(0,0)$ 不存在，$f'_y(0,0)$ 不存在

4. 若函数 $z = y^{\ln x}$，则 $\mathrm{d}z = ($ 　　 $)$.

   A. $\dfrac{y^{\ln x}\ln y}{x} + \dfrac{y^{\ln x}\ln y}{y}$ 　　　　　 B. $\dfrac{y^{\ln x}\ln y}{x}$

   C. $y^{\ln x}\ln y\,\mathrm{d}x + \dfrac{y^{\ln x}\ln y}{x}\mathrm{d}y$ 　　 D. $\dfrac{y^{\ln x}\ln y}{x}\mathrm{d}x + \dfrac{y^{\ln x}\ln x}{y}\mathrm{d}y$

二、填空题

5. 设函数 $z = x^2 e^y + (x-1)\arctan\dfrac{y}{x}$，则 $\left(\dfrac{\partial z}{\partial x} + \dfrac{\partial z}{\partial y}\right)\Big|_{(1,0)} = $ ＿＿＿＿＿＿＿．

6. 设函数 $f(x,y) = \ln(1 + x^2 + y^2)$，则 $\mathrm{d}f(x,y)\big|_{(1,2)} = $ ＿＿＿＿＿＿＿．

三、计算题

7. 设函数 $z = x^2 f\left(\dfrac{y}{x}\right)$，$f(u)$ 可导，求 $\mathrm{d}z$.

四、解答题

8. 设方程 $2\sin(x+2y-3z)=x+2y-3z$ 确定函数 $z=z(x,y)$，求 $\dfrac{\partial z}{\partial x}+\dfrac{\partial z}{\partial y}$.

五、证明题

9. 已知 $\Phi(ax+bz,cy-dz)=0$，证明：$\dfrac{d}{c}\cdot\dfrac{\partial z}{\partial y}-\dfrac{b}{a}\cdot\dfrac{\partial z}{\partial x}=1$.

10. 设 $\Phi(u,v)$ 具有连续偏导数，证明：由方程 $\Phi(cx-az,cy-bz)=0$ 所确定的函数 $z=f(x,y)$ 满足 $a\dfrac{\partial z}{\partial x}+b\dfrac{\partial z}{\partial y}=c$.

自测练习 46

一、单项选择题

1. 设 $z = xf\left(\dfrac{y}{x}\right)$，则 $\dfrac{\partial z}{\partial x} = ($)．

  A. $f\left(\dfrac{y}{x}\right)$ B. $f\left(\dfrac{y}{x}\right) + \dfrac{y}{x}f'\left(\dfrac{y}{x}\right)$

  C. $f\left(\dfrac{y}{x}\right) - \dfrac{y}{x}f'\left(\dfrac{y}{x}\right)$ D. $xf'\left(\dfrac{y}{x}\right)$

2. 设函数 $f(u,v)$ 具有二阶连续偏导数，$z = f(xy, y)$，则 $\dfrac{\partial^2 z}{\partial x \partial y} = ($)．

  A. $f_1' + xyf_{11}''$ B. $f_1' + yf_{12}''$

  C. $yf_{12}'' + xyf_{11}''$ D. $f_1' + xyf_{11}'' + yf_{12}''$

二、填空题

3. 已知函数 $z = \ln\left(x + \sqrt{x^2 + y^2}\right)$，则 $\dfrac{\partial^2 z}{\partial y \partial x} = $ _____．

三、计算题

4. 已知函数 $u = \ln\sqrt{(x-1)^2 + (y-1)^2}$，求 $\dfrac{\partial^2 u}{\partial x^2} + \dfrac{\partial^2 u}{\partial y^2}$．

5. 求函数 $z = \tan\dfrac{x}{y}$ 的全微分．

6. 设函数 $z = y^3 f\left(\dfrac{x}{y}, e^x\right)$，其中函数 f 具有二阶连续偏导数，求 $\dfrac{\partial^2 z}{\partial x \partial y}$.

7. 设函数 $z = xf\left(y, \dfrac{x}{y}\right)$，其中函数 f 具有一阶连续偏导数，求全微分 $\mathrm{d}z$.

8. 设 $z = z(x, y)$ 是由方程 $z + \ln z - xy = 0$ 所确定的二元函数，求 $\dfrac{\partial^2 z}{\partial x^2}$.

9. 设函数 $z = f\left[\dfrac{x}{y}, \varphi(x)\right]$，其中函数 f 具有二阶连续偏导数，函数 φ 具有连续导数，求 $\dfrac{\partial^2 z}{\partial x \partial y}$.

第 3 节　二元函数的极值与最值

本节知识图谱

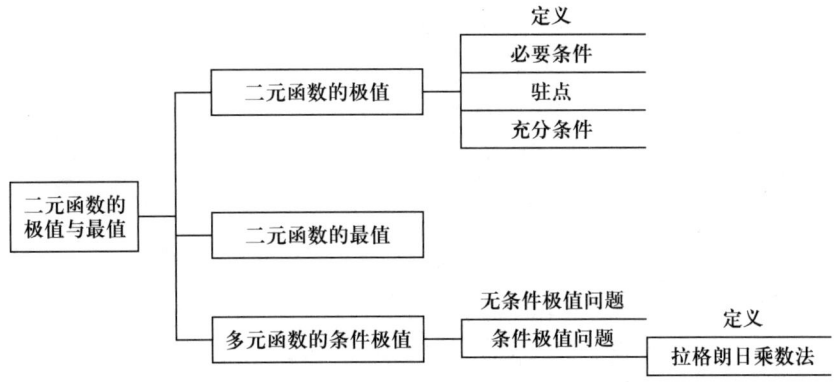

自测练习 47

一、单项选择题

1. 函数 $z = x^3 + y^3 - 3xy$ 的极小值是( ).

   A. 2　　　　　　　　　　　　　B. -2

   C. 1　　　　　　　　　　　　　D. -1

2. 函数 $f(x,y) = 2x^2 - xy + 3y^2 + 5$ 在点 $(0,0)$ 处( ).

   A. 取得极大值　　　　　　　　B. 取得极小值

   C. 不取得极值　　　　　　　　D. 不能确定是否取得极值

3. 函数 $f(x,y) = y^3 - x^2 + 6x - 12y + 5$,下列命题正确的是( ).

   A. 点 $(3,2)$ 是 $f(x,y)$ 的极小值点　　　B. 点 $(3,2)$ 是 $f(x,y)$ 的极大值点

   C. 点 $(3,2)$ 不是 $f(x,y)$ 的驻点　　　　D. $f(3,2)$ 不是 $f(x,y)$ 的极值

4. 设函数 $z = e^{2x}(x + y^2)$,则 $\left(-\dfrac{1}{2}, 0\right)$ 是该函数的( ).

   A. 偏导数为 0 的点但非极值点　　　B. 偏导数为 0 的点且是极小值点

   C. 偏导数为 0 的点且是极大值点　　　D. 极值点但不是偏导数为 0 的点

5. 设 $f(x) = (2ax - x^2)(2by - y^2)$,则 $f(a,b)$( ).

   A. 不是极值　　　　　　　　　B. 不能确定是不是极值

   C. 是极小值　　　　　　　　　D. 是极大值

6. 设 $a < b$,且定积分 $\displaystyle\int_a^b (x - x^2)\,\mathrm{d}x$ 取得最大值,则下列结论正确的是( ).

   A. $a = 0, b = 1$　　　　　　　B. $a = 1, b = 0$

   C. $a = 0, b = -1$　　　　　　D. $a = -1, b = 0$

二、填空题

7. 函数 $z = x^3 + y^3 - 3x^2 - 3y^2$ 的极小值点是_____.

三、计算题

8. 求函数 $u = x - 2y + 2z$ 在条件 $x^2 + y^2 + z^2 = 1$ 下的极值.

四、解答题

9. 设长方体的长 x、宽 y、高 z 满足 $\dfrac{1}{x}+\dfrac{1}{y}+\dfrac{1}{z}=1$，求体积最小的长方体.

10. 做一个底为正方形、表面积为 $108\ \mathrm{m}^2$ 的长方体开口容器，问该容器底边长 x 与高 h 各为多少时，才能使得容器容积 V 最大？

第七章　多元函数积分学

第 1 节　二重积分的概念与性质

本节知识图谱

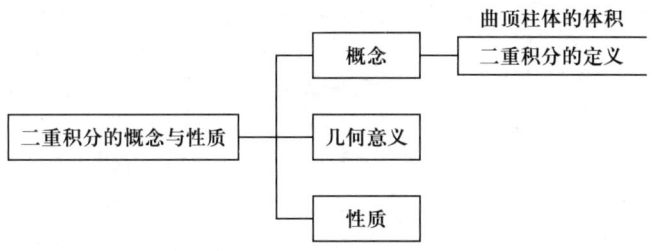

自测练习 48

一、单项选择题

1. 设二重积分的积分区域 D 是 $\{(x,y) \mid 1 \leqslant x^2 + y^2 \leqslant 4\}$, 则 $\iint\limits_{D} \mathrm{d}x\mathrm{d}y = ($ ___ $)$.

 A. π B. 4π

 C. 3π D. 15π

2. 设二重积分的积分区域 D 是 $\{(x,y) \mid |x| + |y| \leqslant 1\}$, 则 $\iint\limits_{D} \mathrm{d}x\mathrm{d}y = ($ ___ $)$.

 A. 2   B. 1

 C. 0   D. 4

3. 若 $\iint\limits_{x^2+y^2 \leqslant C} 2\mathrm{d}x\mathrm{d}y = 8\pi$, 则 $C = ($ ___ $)$.

 A. 1   B. 2

 C. 3   D. 4

二、填空题

4. $\iint\limits_{D} \mathrm{d}x\mathrm{d}y = $ _____, 其中 D 是以点 $O(0,0)$, $A(1,0)$, $B(0,2)$ 为顶点的三角形区域.

5. 设 D 是由圆环 $2 \leqslant x^2 + y^2 \leqslant 4$ 所确定的闭区域, 则 $\iint\limits_{D} \mathrm{d}x\mathrm{d}y = $ _____.

6. 设区域 $D = \{(x,y) \mid 1 \leqslant x^2 + y^2 \leqslant 2x\}$, 则 $\iint\limits_{D} \mathrm{d}\sigma = $ _____.

第 2 节　二重积分的计算

本节知识图谱

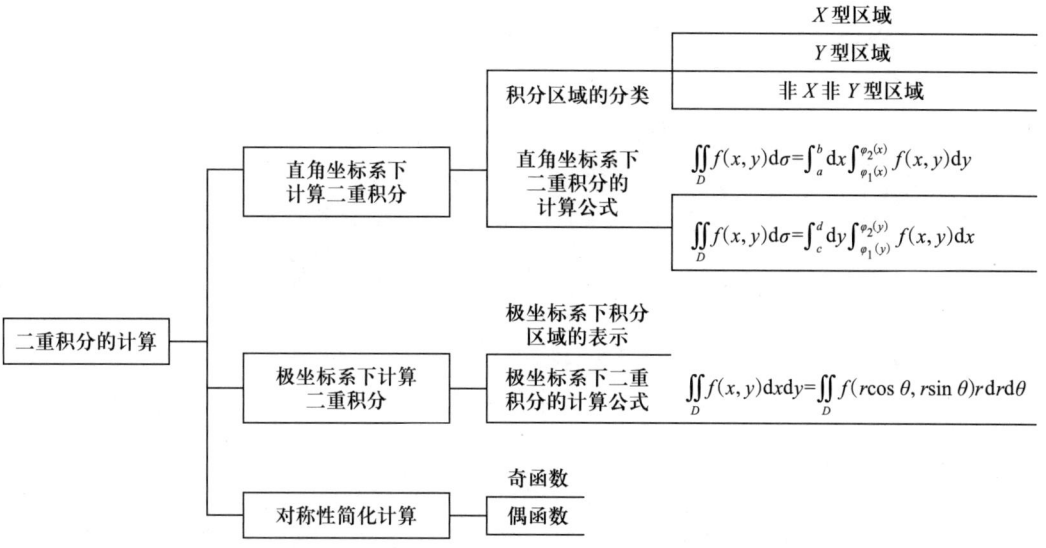

自测练习 49

一、单项选择题

1. 若二重积分 $\iint\limits_{D} f(x,y)\,dxdy$ 可化为二次积分 $\int_0^1 dy \int_{y+1}^2 f(x,y)\,dx$，则积分区域 D 可表示为（　　）.

　　A. $\{(x,y)\,|\,0 \leqslant x \leqslant 1, x-1 \leqslant y \leqslant 1\}$　　　B. $\{(x,y)\,|\,1 \leqslant x \leqslant 2, x-1 \leqslant y \leqslant 1\}$

　　C. $\{(x,y)\,|\,0 \leqslant x \leqslant 1, x-1 \leqslant y \leqslant 0\}$　　　D. $\{(x,y)\,|\,1 \leqslant x \leqslant 2, 0 \leqslant y \leqslant x-1\}$

2. 将二重积分 $\iint\limits_{D} f(x,y)\,dxdy$ 化成二次积分，其中积分区域 D 是由 $y=4, y=x^2, x \geqslant 0$ 所围成的，下列各式中正确的是（　　）.

　　A. $\int_{x^2}^4 dx \int_0^2 f(x,y)\,dy$　　　B. $\int_0^2 dx \int_0^4 f(x,y)\,dy$

　　C. $\int_0^4 dy \int_0^y f(x,y)\,dx$　　　D. $\int_0^4 dy \int_0^{\sqrt{y}} f(x,y)\,dx$

3. 设函数 $f(x,y)$ 在区域 $D = \{(x,y)\,|\,y^2 \leqslant -x, y \geqslant x^2\}$ 上连续，则二重积分 $\iint\limits_{D} f(x,y)\,dxdy$ 可化二次积分为（　　）.

　　A. $\int_{-1}^0 dx \int_{\sqrt{-x}}^{x^2} f(x,y)\,dy$　　　B. $\int_{-1}^0 dx \int_{-\sqrt{x}}^{x^2} f(x,y)\,dy$

　　C. $\int_0^1 dy \int_{-\sqrt{y}}^{-y^2} f(x,y)\,dx$　　　D. $\int_0^1 dy \int_{\sqrt{y}}^{y^2} f(x,y)\,dx$

4. 设区域 D 由 $y=x, y=x^2$ 所围成，则 $\iint\limits_{D} \dfrac{\sin x}{x}\,d\sigma = ($　　$)$.

　　A. $\int_0^1 dx \int_x^1 \dfrac{\sin x}{x}\,dy$　　　B. $\int_0^1 dy \int_y^{\sqrt{y}} \dfrac{\sin x}{x}\,dx$

　　C. $\int_0^1 dx \int_x^{\sqrt{x}} \dfrac{\sin x}{x}\,dy$　　　D. $\int_0^1 dy \int_x^{\sqrt{x}} \dfrac{\sin x}{x}\,dx$

5. 设 $I = \int_0^1 dy \int_0^{\sqrt{y}} f(x,y)\,dx$，交换积分次序得 $I = ($　　$)$.

　　A. $\int_0^1 dx \int_{x^2}^1 f(x,y)\,dy$　　　B. $\int_0^1 dx \int_0^1 f(x,y)\,dy$

　　C. $\int_0^1 dx \int_0^{x^2} f(x,y)\,dy$　　　D. $\int_0^1 dx \int_0^{\sqrt{x}} f(x,y)\,dy$

6. 通过改变积分次序，二重积分 $\int_0^a dx \int_x^{\sqrt{2ax-x^2}} f(x,y)\,dy = ($　　$)$.

　　A. $\int_0^a dy \int_y^{\sqrt{2ay-y^2}} f(x,y)\,dx$　　　B. $\int_0^a dy \int_{a-\sqrt{a^2-y^2}}^y f(x,y)\,dx$

　　C. $\int_0^a dy \int_y^{\sqrt{a^2-y^2}} f(x,y)\,dx$　　　D. $\int_0^a dy \int_{a-\sqrt{a^2-y^2}}^{\sqrt{a^2-y^2}} f(x,y)\,dx$

7. 设 $f(x,y)$ 为连续函数，则积分 $\int_0^1 dx \int_0^{x^2} f(x,y)\,dy + \int_1^2 dx \int_0^{2-x} f(x,y)\,dy$ 可交换积分次序为（　　）．

    A. $\int_0^1 dy \int_0^y f(x,y)\,dx + \int_1^2 dy \int_0^{2-y} f(x,y)\,dx$

    B. $\int_0^1 dy \int_{\sqrt{y}}^{2-y} f(x,y)\,dx$

    C. $\int_0^1 dy \int_0^{x^2} f(x,y)\,dx + \int_1^2 dy \int_0^{2-x} f(x,y)\,dx$

    D. $\int_0^1 dy \int_{x^2}^{2-x} f(x,y)\,dx$

二、填空题

8. 交换积分次序：$\int_1^2 dx \int_{2-x}^{\sqrt{2x-x^2}} f(x,y)\,dy = $ ＿＿＿＿＿＿＿＿＿＿＿＿．

9. 交换积分次序：$\int_0^1 dx \int_{-\sqrt{2x-x^2}}^0 f(x,y)\,dy + \int_1^2 dx \int_{x-2}^0 f(x,y)\,dy = $ ＿＿＿＿＿＿＿＿＿＿＿＿．

10. 交换积分次序：$\int_0^1 dy \int_0^y f(x,y)\,dx + \int_1^2 dy \int_0^{2-y} f(x,y)\,dx = $ ＿＿＿＿＿＿＿＿＿＿＿＿．

自测练习 50

一、单项选择题

1. 设 D 由 x 轴及 $y = \sin x (0 \leqslant x \leqslant \pi)$ 所围成,则 $\iint\limits_{D} y \mathrm{d}x\mathrm{d}y = ($ $)$.

    A. $\dfrac{\pi}{4}$ B. $\dfrac{\pi}{3}$

    C. $\dfrac{\pi}{2}$ D. $\dfrac{\pi}{6}$

2. 设区域 D 由 $y = ax (a > 0), x = 0, y = 1$ 所围成,且 $\iint\limits_{D} xy^2 \mathrm{d}x\mathrm{d}y = \dfrac{1}{15}$,则 $a = ($ $)$.

    A. $\sqrt[3]{\dfrac{4}{5}}$ B. $\sqrt[3]{\dfrac{1}{15}}$

    C. $\sqrt{\dfrac{3}{2}}$ D. 3

二、填空题

3. 设区域 $D = \{(x,y) \mid 0 \leqslant x \leqslant 1, 0 \leqslant y \leqslant 2\}$,则 $\iint\limits_{D} x^2 y \mathrm{d}x\mathrm{d}y = $ _____.

4. 设 $D = \{(x,y) \mid 0 \leqslant x \leqslant 1, 0 \leqslant y \leqslant 1\}$,则 $\iint\limits_{D} x\mathrm{e}^{-2y} \mathrm{d}x\mathrm{d}y = $ _____.

三、计算题

5. 计算二重积分 $\iint\limits_{D} (x^2 + xy) \mathrm{d}\sigma$,其中 D 是由直线 $y = 2, y = x, y = 2x$ 所围成的闭区域.

6. 计算二重积分 $\iint\limits_{D} x^2 y \mathrm{d}\sigma$,其中 D 是由直线 $x = 2, y = 2x$ 和曲线 $xy = 2$ 所围成的区域.

7. 计算二重积分 $\iint\limits_D xy\mathrm{d}\sigma$,其中 D 是由抛物线 $y^2=x$ 及直线 $y=x-2$ 所围成的闭区域.

8. 计算二重积分 $\iint\limits_D \sin y^2\mathrm{d}x\mathrm{d}y$,其中 D 是由 $x=1$,$x=3$,$y=2$,$y=x-1$ 所围成的区域.

9. 计算二重积分 $\iint\limits_D x^2\mathrm{d}x\mathrm{d}y$,其中 D 是由曲线 $y=\dfrac{1}{x}$,直线 $y=x$,$x=2$ 及 $y=0$ 所围成的平面区域.

10. 计算二重积分 $\iint\limits_D \dfrac{2x}{y}\mathrm{d}x\mathrm{d}y$,其中 D 是由曲线 $x=\sqrt{y-1}$ 与直线 $x+y=3$,$y=1$ 围成的平面闭区域.

自测练习 51

一、单项选择题

1. 二次积分 $\int_0^1 \mathrm{d}y \int_y^1 f(x,y)\,\mathrm{d}x$ 在极坐标系下可化为(　　).

    A. $\int_0^{\frac{\pi}{4}} \mathrm{d}\theta \int_0^{\sec\theta} f(r\cos\theta, r\sin\theta)\,\mathrm{d}r$ B. $\int_0^{\frac{\pi}{4}} \mathrm{d}\theta \int_0^{\sec\theta} f(r\cos\theta, r\sin\theta)\,r\mathrm{d}r$

    C. $\int_{\frac{\pi}{4}}^{\frac{\pi}{2}} \mathrm{d}\theta \int_0^{\sec\theta} f(r\cos\theta, r\sin\theta)\,\mathrm{d}r$ D. $\int_{\frac{\pi}{4}}^{\frac{\pi}{2}} \mathrm{d}\theta \int_0^{\sec\theta} f(r\cos\theta, r\sin\theta)\,r\mathrm{d}r$

2. 二次积分 $\int_0^1 \mathrm{d}x \int_x^1 (x^2+y^2)\,\mathrm{d}y$ 在极坐标系下可化为(　　).

    A. $\int_0^{\frac{\pi}{4}} \mathrm{d}\theta \int_0^{\frac{1}{\cos\theta}} r^2\,\mathrm{d}r$ B. $\int_0^{\frac{\pi}{4}} \mathrm{d}\theta \int_0^{\frac{1}{\cos\theta}} r^3\,\mathrm{d}r$

    C. $\int_{\frac{\pi}{4}}^{\frac{\pi}{2}} \mathrm{d}\theta \int_0^{\frac{1}{\sin\theta}} r^2\,\mathrm{d}r$ D. $\int_{\frac{\pi}{4}}^{\frac{\pi}{2}} \mathrm{d}\theta \int_0^{\frac{1}{\sin\theta}} r^3\,\mathrm{d}r$

3. 若区域 $D:(x-1)^2+y^2 \leq 1$,则二重积分 $\iint\limits_D f(x,y)\,\mathrm{d}x\mathrm{d}y$ 可化为二次积分(　　).

    A. $\int_0^{\pi} \mathrm{d}\theta \int_0^{2\cos\theta} F(r,\theta)\,\mathrm{d}r$ B. $\int_{-\pi}^{\pi} \mathrm{d}\theta \int_0^{2\cos\theta} F(r,\theta)\,\mathrm{d}r$

    C. $\int_{-\frac{\pi}{2}}^{\frac{\pi}{2}} \mathrm{d}\theta \int_0^{2\cos\theta} F(r,\theta)\,\mathrm{d}r$ D. $2\int_0^{\frac{\pi}{2}} \mathrm{d}\theta \int_0^{2\cos\theta} F(r,\theta)\,\mathrm{d}r$

注:选项中 $F(r,\theta)=f(r\cos\theta, r\sin\theta)r$.

二、填空题

4. 积分 $\int_0^2 \mathrm{d}x \int_x^{\sqrt{3}x} f(\sqrt{x^2+y^2})\,\mathrm{d}y$ 可化为极坐标系下的二次积分_____.

三、计算题

5. 计算二重积分 $\iint\limits_D (x^2+y^2)\,\mathrm{d}\sigma$,其中 D 由曲线 $x=-\sqrt{1-y^2}, y=-1, y=1$ 及 $x=-2$ 所围成.

6. 计算二重积分 $\iint\limits_{D} (1-x^2-y^2)\,\mathrm{d}x\mathrm{d}y$,其中 D 是由 $y=x$,$y=0$,$x^2+y^2=1$ 在第一象限内所围成的区域.

7. 计算 $\int_{0}^{\frac{\sqrt{2}}{2}} \mathrm{d}x \int_{0}^{x} \sqrt{x^2+y^2}\,\mathrm{d}y + \int_{\frac{\sqrt{2}}{2}}^{1} \mathrm{d}x \int_{0}^{\sqrt{1-x^2}} \sqrt{x^2+y^2}\,\mathrm{d}y$.

8. 计算二重积分 $\iint\limits_{D} y\,\mathrm{d}x\mathrm{d}y$,其中 D 是由曲线 $y=\sqrt{2-x^2}$,直线 $y=-x$ 及 y 轴所围成的平面闭区域.

自测练习 52

一、单项选择题

1. 二次积分 $I = \int_0^1 dx \int_{1-x}^{\sqrt{1-x^2}} f(x^2+y^2) dy$ 在极坐标系下可表示为(　　).

A. $\int_0^{\frac{\pi}{2}} d\theta \int_0^{\frac{1}{\cos\theta+\sin\theta}} f(r^2) r dr$

B. $\int_0^{\frac{\pi}{2}} d\theta \int_{\frac{1}{\cos\theta+\sin\theta}}^1 f(r^2) r dr$

C. $\int_0^{\frac{\pi}{2}} d\theta \int_{\sin\theta}^{1-\cos\theta} f(r^2) r dr$

D. $\int_0^{\frac{\pi}{2}} d\theta \int_{1-\cos\theta}^{\sin\theta} f(r^2) r dr$

2. 已知 $D = \{(x,y) \mid x^2+y^2 \leqslant 1, x \geqslant 0\}$,则 $\iint\limits_D f(x,y) d\sigma$ 在极坐标系下的二次积分是(　　).

A. $\int_{-\frac{\pi}{2}}^{\frac{\pi}{2}} d\theta \int_0^1 f(r\cos\theta, r\sin\theta) dr$

B. $2\int_0^{\frac{\pi}{2}} d\theta \int_0^1 f(r\cos\theta, r\sin\theta) r dr$

C. $\int_{-\frac{\pi}{2}}^{\frac{\pi}{2}} d\theta \int_0^1 f(r\cos\theta, r\sin\theta) r dr$

D. $\frac{1}{2} \int_{-\frac{\pi}{2}}^{\frac{\pi}{2}} d\theta \int_0^1 f(r\cos\theta, r\sin\theta) r^2 dr$

3. 设圆域 $D = \{(x,y) \mid x^2+y^2 \leqslant 1\}$,$f$ 是 D 上的连续函数,则 $\iint\limits_D f(\sqrt{x^2+y^2}) dx dy = ($　　$)$.

A. $2\pi \int_0^1 r f(r) dr$

B. $4\pi \int_0^1 r f(r) dr$

C. $2\pi \int_0^1 f(r^2) dr$

D. $4\pi \int_0^r r f(r) dr$

二、填空题

4. 积分 $\int_0^{\frac{1}{2}} dx \int_0^{\sqrt{3}x} f(x,y) dy + \int_{\frac{1}{2}}^1 dx \int_0^{\sqrt{1-x^2}} f(x,y) dy$ 在极坐标系下的二次积分为_____.

三、计算题

5. 计算二重积分 $\iint\limits_D \sqrt{x^2+y^2} dx dy$,其中 $D = \{(x,y) \mid x^2+y^2 \leqslant 2x, y \geqslant 0\}$.

6. 计算二重积分 $\iint\limits_D y dx dy$,其中 $D = \{(x,y) \mid 0 \leqslant x \leqslant 2, x \leqslant y \leqslant 2, x^2+y^2 \geqslant 2\}$.

7. 计算二重积分 $\iint\limits_{D}(x+y)\,\mathrm{d}x\mathrm{d}y$,其中 D 是曲线 $y=\sqrt{4-x^2}$ 与直线 $y=x,y=2$ 所围成的平面区域.

自测练习 53

一、单项选择题

1. 设 D_1 是由 x 轴, y 轴及直线 $x+y=1$ 所围成的有界闭区域, f 是区域 $D:|x|+|y| \leq 1$ 上的连续函数,则二重积分 $\iint\limits_D f(x^2,y^2)\mathrm{d}x\mathrm{d}y = (\qquad) \iint\limits_{D_1} f(x^2,y^2)\mathrm{d}x\mathrm{d}y$.

A. 2

B. 4

C. 8

D. $\dfrac{1}{2}$

2. 设 D 是由直线 $x=1,y=x$ 与 $y=-x$ 所围成的区域, D_1 是 D 在第一象限的部分,则积分 $\iint\limits_D (xy^2+xy\mathrm{e}^{\frac{x^2+y^2}{2}})\mathrm{d}x\mathrm{d}y = (\qquad)$.

A. $2\iint\limits_{D_1} xy^2\,\mathrm{d}x\mathrm{d}y$

B. $2\iint\limits_{D_1} xy\mathrm{e}^{\frac{x^2+y^2}{2}}\mathrm{d}x\mathrm{d}y$

C. $2\iint\limits_{D_1} (xy^2+xy\mathrm{e}^{\frac{x^2+y^2}{2}})\mathrm{d}x\mathrm{d}y$

D. 0

3. 对一切 x 有 $f(-x,y)=-f(x,y)$, $D=\{(x,y)\,|\,x^2+y^2\leq 1,y\geq 0\}$, $D_1=\{(x,y)\,|\,x^2+y^2\leq 1,x\geq 0,y\geq 0\}$,则 $\iint\limits_D f(x,y)\mathrm{d}x\mathrm{d}y = (\qquad)$.

A. 0

B. $\iint\limits_{D_1} f(x,y)\mathrm{d}x\mathrm{d}y$

C. $2\iint\limits_{D_1} f(x,y)\mathrm{d}x\mathrm{d}y$

D. $4\iint\limits_{D_1} f(x,y)\mathrm{d}x\mathrm{d}y$

4. 设有界闭区域 D_1 与 D_2 关于 y 轴对称,且 $D_1\cap D_2=\varnothing$, $f(x,y)$ 是定义在 $D=D_1\cup D_2$ 上的连续函数,则二重积分 $\iint\limits_D f(x^2,y)\mathrm{d}x\mathrm{d}y = (\qquad)$.

A. $2\iint\limits_{D_1} f(x^2,y)\mathrm{d}x\mathrm{d}y$

B. $4\iint\limits_{D_2} f(x^2,y)\mathrm{d}x\mathrm{d}y$

C. $4\iint\limits_{D_1} f(x^2,y)\mathrm{d}x\mathrm{d}y$

D. $\dfrac{1}{2}\iint\limits_{D_2} f(x^2,y)\mathrm{d}x\mathrm{d}y$

5. 设平面区域 $D=\{(x,y)\,|\,x^2+y^2\leq 1\}$, $D_1=\{(x,y)\,|\,x^2+y^2\leq 1,x\geq 0,y\geq 0\}$,则下列等式不成立的是($\qquad$).

A. $\iint\limits_D x\ln(x^2+y^2)\mathrm{d}\sigma = 0$

B. $\iint\limits_D \sqrt{1-x^2-y^2}\,\mathrm{d}\sigma = 4\iint\limits_{D_1} \sqrt{1-x^2-y^2}\,\mathrm{d}\sigma$

C. $\iint\limits_D |xy|\mathrm{d}\sigma = 4\iint\limits_{D_1} xy\mathrm{d}\sigma$

D. $\iint\limits_D xy^2\mathrm{d}\sigma = 4\iint\limits_{D_1} xy^2\mathrm{d}\sigma$

6. 设 $I = \iint\limits_D |xy|\mathrm{d}x\mathrm{d}y$,其中 $D:x^2+y^2\leq R^2$,则 $I = (\qquad)$.

A. $\dfrac{R^4}{4}$ B. $\dfrac{R^4}{3}$

C. $\dfrac{R^4}{2}$ D. R^4

二、填空题

7. 设区域 D 由闭曲线 $|x|+|y|=1$ 所围成, 则二重积分 $\displaystyle\iint\limits_{D}(x+y)^3\mathrm{d}x\mathrm{d}y=$ _____.

三、计算题

8. 计算二重积分 $\displaystyle\iint\limits_{D}x\sin(x^2+y^2)\mathrm{d}x\mathrm{d}y$, 其中 $D=\{(x,y)\,|\,x^2+y^2\leqslant 2y\}$.

9. 设区域 $D=\{(x,y)\,|\,x^2+y^2\leqslant 1\}$, 计算 $\displaystyle\iint\limits_{D}(x+y)^3\mathrm{d}x\mathrm{d}y$.

第 3 节　二重积分的应用

本节知识图谱

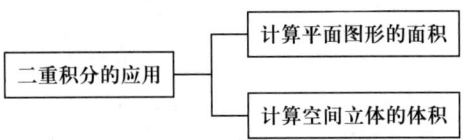

自测练习 54

一、单项选择题

1. 设 $\iint\limits_D \sqrt{x^2+y^2}\,\mathrm{d}x\mathrm{d}y = \pi$，其中 $D = \{(x,y)\,|\,x^2+y^2 \le R^2, x \ge 0\}$，则 R 的值为（　　　）.

   A. 2 　　　　　　B. $\sqrt{2}$ 　　　　　　C. $\sqrt[3]{6}$ 　　　　　　D. $\sqrt[3]{3}$

2. 二重积分 $\iint\limits_{x^2+y^2 \le R^2} \sqrt{R^2-x^2-y^2}\,\mathrm{d}x\mathrm{d}y$ 的值为（　　　）.

   A. πR^2 　　　　B. $\dfrac{2}{3}\pi R^3$ 　　　　C. $\dfrac{4}{3}\pi R^3$ 　　　　D. $\dfrac{1}{2}\pi R^2$

3. 设区域 $D = \{(x,y)\,|\,x^2+y^2 \le 4a^2\}$，当 $a = （　　　）$ 时，$\iint\limits_D \sqrt{4a^2-x^2-y^2}\,\mathrm{d}x\mathrm{d}y = 144\pi$.

   A. $\sqrt[3]{9}$ 　　　　B. 3 　　　　C. $\sqrt[3]{\dfrac{1}{9}}$ 　　　　D. $\dfrac{1}{3}$

二、填空题

4. 设区域 $D = \{(x,y)\,|\,0 \le x \le 1, 0 \le y \le 2(1-x)\}$，由二重积分的几何意义知 $\iint\limits_D \left(1-x-\dfrac{y}{2}\right)\mathrm{d}x\mathrm{d}y = $

_____.

5. 设区域 $D = \{(x,y)\,|\,0 \le y \le \sqrt{a^2-x^2}, 0 \le x \le 0\}$，由二重积分的几何意义知 $\iint\limits_D \sqrt{a^2-x^2-y^2}\,\mathrm{d}x\mathrm{d}y = $

_____.

三、计算题

6. 求由旋转抛物面 $z = 6-x^2-y^2$ 和锥面 $z = \sqrt{x^2+y^2}$ 所围成的立体的体积.

7. 求由曲面 $z = x^2+y^2$，平面 $z = 1$ 所围成的立体的体积.

第八章　无　穷　级　数

第 1 节　常数项级数

本节知识图谱

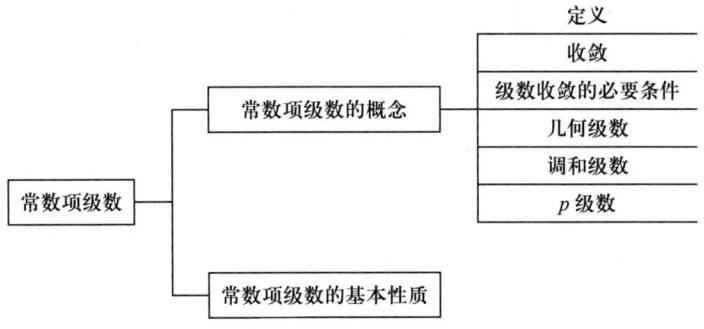

自测练习 55

一、单项选择题

1. 已知级数 $\sum\limits_{n=1}^{\infty}(1-2u_n)$ 收敛，则 $\lim\limits_{n\to\infty}u_n=$（　　　）.

A. 0　　　　　　　B. 2　　　　　　　C. -2　　　　　　　D. $\dfrac{1}{2}$

2. 设级数 $\sum\limits_{n=1}^{\infty}(u_n-2)$ 收敛，则 $\lim\limits_{n\to0}u_n=$（　　　）.

A. -2　　　　　　　B. 0　　　　　　　C. 1　　　　　　　D. 2

3. 若数项级数 $\sum\limits_{n=1}^{\infty}a_n$ 收敛，S_n 是此级数的部分和，则必有（　　　）.

A. $\sum\limits_{n=1}^{\infty}a_n=\lim\limits_{n\to\infty}a_n$　　　　　B. $\lim\limits_{n\to\infty}S_n=0$

C. $\lim\limits_{n\to\infty}S_n$ 存在　　　　　D. S_n 单调

4. 若级数 $\sum\limits_{n=1}^{\infty}a_n$ 按照一定规律加括号后所得新级数收敛，则原级数 $\sum\limits_{n=1}^{\infty}a_n$（　　　）.

A. 一定收敛　　　　　　　　　B. 如果收敛，可能收敛于别的值

C. 可能收敛，可能发散　　　　D. 一定发散

5. 下列命题正确的是（　　　）.

A. $\lim\limits_{n\to\infty}v_n=0$，则 $\sum\limits_{n=1}^{\infty}v_n$ 必发散　　　　B. $\lim\limits_{n\to\infty}v_n\neq0$，则 $\sum\limits_{n=1}^{\infty}v_n$ 必发散

C. $\lim\limits_{n\to\infty}v_n=0$，则 $\sum\limits_{n=1}^{\infty}v_n$ 必收敛　　　　D. $\lim\limits_{n\to\infty}v_n\neq0$，则 $\sum\limits_{n=1}^{\infty}v_n$ 必收敛

6. 若级数 $\sum\limits_{n=1}^{\infty}u_n$ 与 $\sum\limits_{n=1}^{\infty}v_n$ 均发散，则 $\sum\limits_{n=1}^{\infty}(u_n+v_n)$（　　　）.

A. 收敛　　　　　　　　　B. 发散

C. 可能收敛也可能发散　　　D. 绝对收敛

7. 设 $\sum\limits_{n=1}^{\infty}a_n$ 收敛，C 为常数，则（　　　）收敛.

A. $\sum\limits_{n=1}^{\infty}|a_n|$　　　　　　　　　B. $\sum\limits_{n=1}^{\infty}(a_n+C)$

C. $\sum\limits_{n=1}^{\infty}Ca_n$　　　　　　　　　D. $\sum\limits_{n=1}^{\infty}\sqrt{a_n}$

二、填空题

8. 若级数 $\sum\limits_{n=1}^{\infty}\left(\mu_n-3\cos\dfrac{1}{n}\right)$ 收敛，则 $\lim\limits_{n\to\infty}\mu_n=$ ＿＿＿＿＿＿＿＿＿.

9. 已知 $\sum\limits_{n=1}^{\infty}\dfrac{2^n n!}{n^n}$ 收敛，则 $\lim\limits_{n\to\infty}\dfrac{2^n n!}{n^n}=$ ＿＿＿＿＿＿＿＿＿.

第2节 正项级数

本节知识图谱

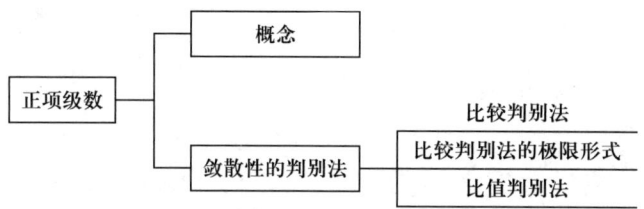

自测练习56

一、单项选择题

1. 设正项级数 $\sum\limits_{n=1}^{\infty} u_n$ 的部分和数列为 $\{S_n\}$，若 $\{S_n\}$ 有界，则级数 $\sum\limits_{n=1}^{\infty} u_n$（　　）.

　　A. 收敛　　　　　　　　　　　　　　B. 发散

　　C. 无法确定　　　　　　　　　　　　D. 以上都不对

2. 设有两个级数（Ⅰ）：$\sum\limits_{n=1}^{\infty} a_n$ 和级数（Ⅱ）：$\sum\limits_{n=1}^{\infty} b_n$，下列结论正确的是（　　）.

　　A. 若 $a_n \leqslant b_n$，且（Ⅱ）收敛，则（Ⅰ）一定收敛

　　B. 若 $a_n \leqslant b_n$，且（Ⅱ）发散，则（Ⅰ）一定发散

　　C. 若 $0 \leqslant a_n \leqslant b_n$，且（Ⅱ）收敛，则（Ⅰ）一定发散

　　D. 若 $0 \leqslant a_n \leqslant b_n$，且（Ⅱ）收敛，则（Ⅰ）一定收敛

3. 下列级数中收敛的是（　　）.

　　A. $\sum\limits_{n=1}^{\infty} \dfrac{n+1}{n^2}$ 　　　　　　　　　　　B. $\sum\limits_{n=1}^{\infty} \left(\dfrac{n}{n+1}\right)^n$

　　C. $\sum\limits_{n=1}^{\infty} \dfrac{n!}{2^n}$ 　　　　　　　　　　　D. $\sum\limits_{n=1}^{\infty} \dfrac{\sqrt{n}}{3^n}$

4. 设 $\sum\limits_{n=1}^{\infty} u_n$ 为正项级数，下列说法正确的是（　　）.

　　A. 若 $\lim\limits_{n \to 0} u_n = 0$，则 $\sum\limits_{n=1}^{\infty} u_n$ 必收敛

　　B. 若 $\lim\limits_{n \to \infty} \dfrac{u_{n+1}}{u_n} = l\,(0 \leqslant l \leqslant \infty)$，则 $\sum\limits_{n=1}^{\infty} u_n$ 必收敛

　　C. 若 $\sum\limits_{n=1}^{\infty} u_n$ 收敛，则 $\sum\limits_{n=1}^{\infty} u_n^2$ 必收敛

　　D. 若 $\sum\limits_{n=1}^{\infty} (-1)^n u_n$ 收敛，则 $\sum\limits_{n=1}^{\infty} u_n$ 必收敛

5. 设有两个正项级数（1）$\sum\limits_{n=1}^{\infty} u_n$，（2）$\sum\limits_{n=1}^{\infty} u_n^3$，下列说法正确的是（　　）.

　　A. 若（1）发散，则（2）必发散

　　B. 若（2）收敛，则（1）必收敛

　　C. 若（1）发散，则（2）敛散性不定

　　D. （1），（2）敛散性相同

6. 下列说法正确的是（　　）.

　　A. 级数 $\sum\limits_{n=1}^{\infty} \dfrac{1}{n}$ 收敛 　　　　　　　　B. 级数 $\sum\limits_{n=1}^{\infty} \dfrac{1}{n^2+n}$ 收敛

C. 级数 $\sum\limits_{n=1}^{\infty} \dfrac{(-1)^n}{n}$ 绝对收敛　　　　　　　　　　D. 级数 $\sum\limits_{n=1}^{\infty} n!$ 收敛

7. 若有级数 $\sum\limits_{n=1}^{100} n^2 + \sum\limits_{n=101}^{\infty} \dfrac{1}{n}$ 与级数 $\sum\limits_{n=1}^{100} n + \sum\limits_{n=101}^{\infty} \dfrac{1}{n^2}$，则下列结论成立的是（　　　）.

　　A. 两个都收敛　　　　　　　　　　　　B. 两个都发散

　　C. 一个收敛一个发散　　　　　　　　　D. 以上结论都不对

8. 下列级数发散的是（　　　）.

　　A. $\sum\limits_{n=1}^{\infty} \dfrac{1}{\sqrt{n^3}}$　　　　　　　　　　　　　　B. $\dfrac{1}{2} + \dfrac{1}{4} + \dfrac{1}{8} + \cdots$

　　C. $0.001 + \sqrt{0.001} + \sqrt[3]{0.001} + \cdots + \sqrt[n]{0.001} + \cdots$　　　　D. $\sum\limits_{n=1}^{\infty} \left(\dfrac{3}{5}\right)^n$

9. 下列级数收敛的是（　　　）.

　　A. $\sum\limits_{n=1}^{\infty} \dfrac{1}{n}$　　　　　　　　　　　　　　B. $\sum\limits_{n=1}^{\infty} \left(1 + \dfrac{1}{n^2}\right)$

　　C. $\sum\limits_{n=1}^{\infty} \dfrac{1}{\sqrt[3]{n^2}}$　　　　　　　　　　　D. $\sum\limits_{n=1}^{\infty} \dfrac{1}{n^2}$

10. 下列级数中收敛的是（　　　）.

　　A. $\sum\limits_{n=1}^{\infty} \left(\dfrac{n}{n-1}\right)^n$　　　　　　　　　　　B. $\sum\limits_{n=1}^{\infty} \dfrac{n}{n^2+1}$

　　C. $\sum\limits_{n=1}^{\infty} \sin\dfrac{1}{n+1}$　　　　　　　　　　D. $\sum\limits_{n=1}^{\infty} \dfrac{3^n}{n!}$

11. 下列级数收敛的是（　　　）.

　　A. $\sum\limits_{n=1}^{\infty} e^{\frac{1}{n}}$　　　　　　　　　　　　　B. $\sum\limits_{n=1}^{\infty} \left(\dfrac{3}{2}\right)^n$

　　C. $\sum\limits_{n=1}^{\infty} \left(\dfrac{2}{3^n} - \dfrac{1}{n^3}\right)$　　　　　　　　　D. $\sum\limits_{n=1}^{\infty} \left[\left(\dfrac{2}{3}\right)^n + \dfrac{1}{n}\right]$

二、填空题

12. 无穷级数 $\sum\limits_{n=1}^{\infty} \dfrac{1 + (-1)^n}{2n}$ ＿＿＿＿＿＿＿＿＿（请填写收敛或发散）.

三、解答题

13. 判别级数 $\sum\limits_{n=1}^{\infty} \dfrac{n}{2^n}$ 的敛散性.

第 3 节　交　错　级　数

本节知识图谱

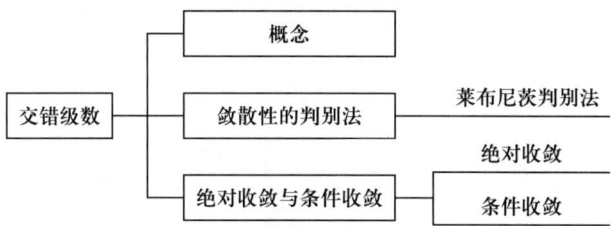

自测练习 57

一、单项选择题

1. 下列级数中条件收敛的是(　　).

   A. $\sum\limits_{n=1}^{\infty}\dfrac{(-1)^n}{\sqrt{n}}$

   B. $\sum\limits_{n=1}^{\infty}\dfrac{(-1)^n}{2^n}$

   C. $\sum\limits_{n=1}^{\infty}\dfrac{(-1)^n}{n^2}$

   D. $\sum\limits_{n=1}^{\infty}\dfrac{(-2)^n}{n}$

2. 下列级数中发散的是(　　).

   A. $\sum\limits_{n=0}^{\infty}\dfrac{1}{2^n}$

   B. $\sum\limits_{n=1}^{\infty}\dfrac{n}{n^3+1}$

   C. $\sum\limits_{n=1}^{\infty}(-1)^n\dfrac{n}{n+1}$

   D. $\sum\limits_{n=1}^{\infty}(-1)^n\dfrac{1}{\sqrt{n}}$

3. 下列级数中绝对收敛的是(　　).

   A. $\sum\limits_{n=1}^{\infty}(-1)^{n-1}\dfrac{1}{\sqrt{n}}$

   B. $\sum\limits_{n=1}^{\infty}(-1)^{n-1}\dfrac{1}{n^3}$

   C. $\sum\limits_{n=1}^{\infty}(-1)^{n-1}\dfrac{1}{\ln(n+1)}$

   D. $\sum\limits_{n=1}^{\infty}(-1)^{n+1}\dfrac{2}{\sqrt{n+2}}$

4. 若级数 $\sum\limits_{n=1}^{\infty}\dfrac{(-1)^n}{n^p}$ 条件收敛,则常数 p 的取值范围为(　　).

   A. $[1,+\infty)$

   B. $(1,+\infty)$

   C. $(0,1]$

   D. $(0,1)$

5. 设 $a_n=(-1)^n\ln\left(1+\dfrac{1}{\sqrt{n}}\right)$,则级数(　　).

   A. $\sum\limits_{n=1}^{\infty}a_n$ 与 $\sum\limits_{n=1}^{\infty}a_n^2$ 都发散

   B. $\sum\limits_{n=1}^{\infty}a_n$ 与 $\sum\limits_{n=1}^{\infty}a_n^2$ 都收敛

   C. $\sum\limits_{n=1}^{\infty}a_n$ 收敛而 $\sum\limits_{n=1}^{\infty}a_n^2$ 发散

   D. $\sum\limits_{n=1}^{\infty}a_n$ 发散而 $\sum\limits_{n=1}^{\infty}a_n^2$ 收敛

6. 若级数 $\sum\limits_{n=1}^{\infty}u_n$ 收敛,则级数 $\sum\limits_{n=1}^{\infty}|u_n|$(　　).

   A. 一定收敛

   B. 一定发散

   C. 可能收敛也可能发散

   D. 以上选项均不正确

7. 级数 $\sum\limits_{n=1}^{\infty}(-1)^n\dfrac{b+n}{n^2}$(　　).

   A. 绝对收敛

   B. 条件收敛

   C. 收敛性与 b 的取值有关

   D. 发散

二、填空题

8. 若级数 $\sum\limits_{n=1}^{\infty} |u_n|$ 收敛,则级数 $\sum\limits_{n=1}^{\infty} u_n$ 的敛散性为_____.

三、解答题

9. 级数 $\sum\limits_{n=1}^{\infty} (-1)^{n-1} \sin\dfrac{1}{n}$ 绝对收敛,条件收敛,还是发散?

自测练习 58

一、单项选择题

1. 设 $\displaystyle\sum_{n=1}^{\infty} u_n$ 条件收敛，且 $\displaystyle\lim_{n\to\infty}\frac{u_{n+1}}{u_n}=\rho$，则（　　）.

   A. $\rho=1$ B. $\rho=-1$

   C. $|\rho|>1$ D. $|\rho|<1$

2. 下列级数中条件收敛的是（　　）.

   A. $\displaystyle\sum_{n=1}^{\infty}\frac{\sin n}{n^2}$ B. $\displaystyle\sum_{n=1}^{\infty}(-1)^n\sin\frac{1}{n^2}$

   C. $\displaystyle\sum_{n=1}^{\infty}(-1)^n\sin\frac{1}{\sqrt{n}}$ D. $\displaystyle\sum_{n=1}^{\infty}(-1)^n\sin^2\frac{1}{n}$

3. 设 $u_n=(-1)^n\ln\left(1+\dfrac{1}{\sqrt{n}}\right)$，$v_n=\ln\left(1+\dfrac{1}{n}\right)$，则（　　）.

   A. 级数 $\displaystyle\sum_{n=1}^{\infty} u_n$ 与 $\displaystyle\sum_{n=1}^{\infty} v_n$ 都收敛

   B. 级数 $\displaystyle\sum_{n=1}^{\infty} u_n$ 与 $\displaystyle\sum_{n=1}^{\infty} v_n$ 都发散

   C. 级数 $\displaystyle\sum_{n=1}^{\infty} u_n$ 收敛，而级数 $\displaystyle\sum_{n=1}^{\infty} v_n$ 发散

   D. 级数 $\displaystyle\sum_{n=1}^{\infty} u_n$ 发散，而级数 $\displaystyle\sum_{n=1}^{\infty} v_n$ 收敛

4. 若级数 $\displaystyle\sum_{n=1}^{\infty} a_n$，$\displaystyle\sum_{n=1}^{\infty} b_n$ 均发散，则（　　）.

   A. $\displaystyle\sum_{n=1}^{\infty}(a_n+b_n)$ 发散   B. $\displaystyle\sum_{n=1}^{\infty}(|a_n|+|b_n|)$ 发散

   C. $\displaystyle\sum_{n=1}^{\infty} a_n b_n$ 发散   D. $\displaystyle\sum_{n=1}^{\infty}(a_n^2+b_n^2)$ 发散

5. 设 $\displaystyle\lim_{n\to\infty} nu_n=0$，则 $\displaystyle\sum_{n=1}^{\infty} u_n$（　　）.

   A. 收敛   B. 发散

   C. 敛散性不一定   D. 绝对收敛

6. 下列级数中发散的是（　　）.

   A. $\displaystyle\sum_{n=1}^{\infty}\frac{1}{n^2+n}$ B. $\displaystyle\sum_{n=1}^{\infty}\frac{(-1)^n}{\sqrt{n}}$

   C. $\displaystyle\sum_{n=1}^{\infty}\left(\frac{1}{n}-\sin\frac{1}{n}\right)$ D. $\displaystyle\sum_{n=1}^{\infty}\ln\frac{n+1}{n}$

7. 下列级数中收敛的是（　　）.

A. $\displaystyle\sum_{n=1}^{\infty} \frac{2^n}{n^2}$

B. $\displaystyle\sum_{n=1}^{\infty} \sqrt{\frac{n}{n+1}}$

C. $\displaystyle\sum_{n=1}^{\infty} \frac{1+(-1)^n}{n}$

D. $\displaystyle\sum_{n=1}^{\infty} \frac{(-1)^n}{\sqrt{n}}$

8. 设 $f(x)$ 在 $x=0$ 的邻域内有连续的一阶导数,且 $\lim\limits_{x\to 0} \dfrac{f(x)}{x} = a\,(a>0)$,则 $\displaystyle\sum_{n=1}^{\infty} (-1)^{n-1} f\left(\frac{1}{n}\right)$
(　　).

  A. 绝对收敛   B. 条件收敛

  C. 发散   D. 无法确定

二、填空题

9. 若级数 $\displaystyle\sum_{n=1}^{\infty} u_n$ 条件收敛,则级数 $\displaystyle\sum_{n=1}^{\infty} |u_n|$ 的敛散性为 _____.

三、解答题

10. 判别级数 $\displaystyle\sum_{n=1}^{\infty} \frac{(-1)^{n-1}}{\sqrt[3]{n^2}}$ 是否收敛,如果收敛,是绝对收敛还是条件收敛?

第 4 节 幂 级 数

本节知识图谱

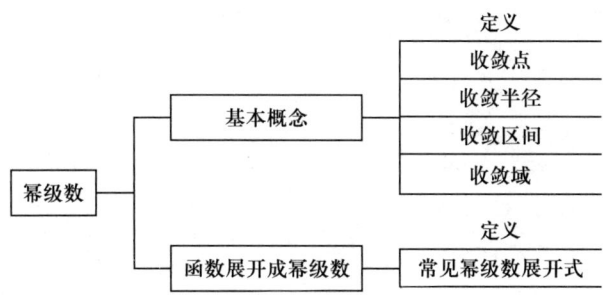

自测练习 59

一、单项选择题

1. 幂级数 $\displaystyle\sum_{n=1}^{\infty} \frac{n}{4^n} x^{2n}$ 的收敛半径是(　　).

   A. $R = 4$ B. $R = \dfrac{1}{4}$

   C. $R = 2$ D. $R = \dfrac{1}{2}$

2. 若级数 $\displaystyle\sum_{n=1}^{\infty} a_n (x-1)^n$ 在 $x = -1$ 处收敛,则在 $x = 2$ 处级数(　　).

   A. 条件收敛   B. 绝对收敛

   C. 发散   D. 敛散性无法确定

3. 若 $\displaystyle\lim_{n\to\infty} \left| \frac{a_{n+1}}{a_n} \right| = \frac{1}{8}$,则幂级数 $\displaystyle\sum_{n=0}^{\infty} a_n x^{3n}$(　　).

   A. 当 $|x| < 2$ 时收敛   B. 当 $|x| < 8$ 时收敛

   C. 当 $|x| > \dfrac{1}{8}$ 时发散   D. 当 $|x| > \dfrac{1}{2}$ 时发散

4. 设函数 $f(x) = \dfrac{1}{x+5}$ 在区间 $(-5,5)$ 内可展开成幂级数 $\displaystyle\sum_{n=0}^{\infty} a_n x^n$,则系数 $a_{2020} = ($　　$)$.

   A. $\dfrac{1}{5^{2020}}$ B. $-\dfrac{1}{5^{2020}}$

   C. $\dfrac{1}{5^{2021}}$ D. $-\dfrac{1}{5^{2021}}$

二、填空题

5. 若幂级数 $\displaystyle\sum_{n=1}^{\infty} \frac{a^n}{n^2} x^n \,(a>0)$ 的收敛半径为 $\dfrac{1}{2}$,则常数 $a = $ _____.

6. 若幂级数 $\displaystyle\sum_{n=0}^{\infty} a_n x^n$ 的收敛半径为 8,则幂级数 $\displaystyle\sum_{n=0}^{\infty} \frac{a_n x^n}{3^n}$ 的收敛半径为 _____.

7. 若幂级数 $\displaystyle\sum_{n=0}^{\infty} a_n x^n$ 在 $x = -2$ 处条件收敛,则收敛半径 $R = $ _____.

三、计算题

8. 求幂级数 $\displaystyle\sum_{n=0}^{\infty} \frac{2^n}{n^2+1} x^n$ 的收敛域.

自测练习 60

一、单项选择题

1. $\sum\limits_{n=1}^{\infty}\dfrac{x^{n}}{n!}$ 的收敛半径为(　　).

   A. 0   B. 1

   C. $+\infty$ D. 不存在

2. 幂级数 $\sum\limits_{n=1}^{\infty}\dfrac{2^{n}}{n^{2}}x^{n}$ 的收敛域为(　　).

   A. $\left[-\dfrac{1}{2},\dfrac{1}{2}\right]$ B. $\left[-\dfrac{1}{2},\dfrac{1}{2}\right)$

   C. $\left(-\dfrac{1}{2},\dfrac{1}{2}\right]$ D. $\left(-\dfrac{1}{2},\dfrac{1}{2}\right)$

3. 级数 $\sum\limits_{n=0}^{\infty}\dfrac{kx^{n}}{n!}$ 当 $k>0$ 时的收敛区间是(　　).

   A. $(-1,1)$ B. $\left(-\dfrac{1}{k},\dfrac{1}{k}\right)$

   C. $(-k,k)$ D. $(-\infty,+\infty)$

4. 若函数 $f(x)=\dfrac{1}{2+x}$ 的幂级数展开式为 $f(x)=\sum\limits_{n=0}^{\infty}a_{n}x^{n}(-2<x<2)$，则系数 $a_{n}=($　　).

   A. $\dfrac{1}{2^{n}}$ B. $\dfrac{1}{2^{n+1}}$

   C. $\dfrac{(-1)^{n}}{2^{n}}$ D. $\dfrac{(-1)^{n}}{2^{n+1}}$

二、填空题

5. 若幂级数 $\sum\limits_{n=1}^{\infty}\dfrac{n}{a^{n}}x^{n}$ 的收敛半径为 2，则幂级数 $\sum\limits_{n=1}^{\infty}a^{n}(x-1)^{n}$ 的收敛区间为_____.

6. 设常数 $a>0$，若幂级数 $\sum\limits_{n=1}^{\infty}\dfrac{(x-1)^{n}}{a^{n}}$ 的收敛区间为 $(-1,3)$，则 $a=$_____.

三、计算题

7. 求幂级数 $\sum\limits_{n=1}^{\infty}\dfrac{x^{n}}{n^{2}\cdot 4^{n}}$ 的收敛域.

四、解答题

8. 将函数 $f(x) = \dfrac{1}{1+x}$ 展开为 x 的幂级数, 并指出收敛区间.

9. 把函数 $f(x) = \dfrac{1}{x+2}$ 展开为 $x-2$ 的幂级数, 并写出它的收敛区间.

读者意见反馈

为收集对教材的意见建议,进一步完善教材编写并做好服务工作,读者可将对本教材的意见建议通过如下渠道反馈至我社。

咨询电话　400-810-0598

反馈邮箱　hepsci@pub.hep.cn

通信地址　北京市朝阳区惠新东街 4 号富盛大厦 1 座

　　　　　高等教育出版社理科事业部

邮政编码　100029

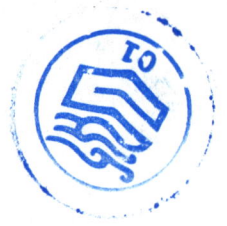